10대의 뇌를 알면 아이와의 관계가 달라진다

10대의 뇌를 알면 아이와의 관계가 달라진다

사춘기 아이를 이해하는
뇌과학의 모든 것

킴벌리 힌먼 지음
최경은 옮김

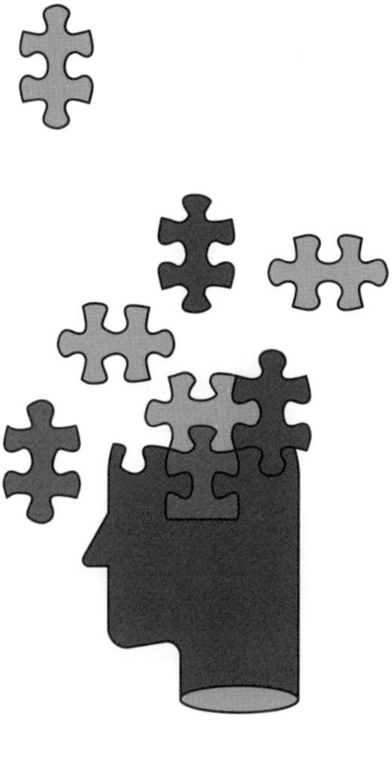

시프

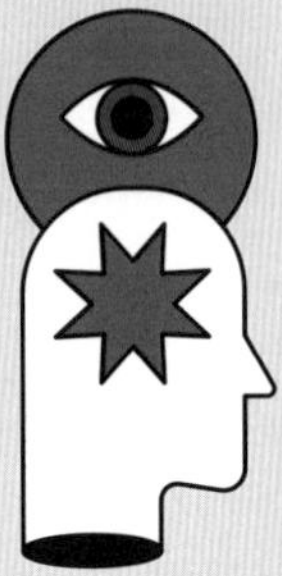

들어가며

청소년기를 돌아보면, 자초해서 수많은 두려움을 끌어안고 지냈던 것 같다. 사람들과 잘 어울릴 수 있을지, 부모님께 자랑스러운 딸이 될 수 있을지, 학교생활과 운동, 사교를 잘할 수 있을지 등등 온갖 문제를 걱정했다. 자신을 이해하지 못했고 자존감도 휘청거렸다. 임상심리 전문가가 된 지금은 거의 모든 10대가 불안을 경험하며 이것이 어른으로 탈바꿈하기 위한 과정이라는 사실을 안다. 10대는 자신의 두려움과 걱정, 의문과 더불어 자신의 욕구와 필요, 욕망을 강렬히 자각하게 되는 시기다. 그리고 수많은 감정 사이에서 균형을 잡는 법을 배우는 때다.

어린 시절부터 인간의 행동에 관심과 호기심이 많았던 나는 신경심리학 및 임상심리학을 집중적으로 공부하고 이 분야와 관련된 수련을 받았다. 맨해튼 북부에 있는 컬럼비아 대학교에 다녔고 상담심리학 박사 학위를 취득했다. 아울러 학업에 어려움을 겪거나 학습장애가 있는 자녀를 둔 가정을 지원하는 뉴욕시의 여성 기업 오거니제이셔널 튜터스Organizational Tutors에서 실행 기능 코치로 활동했다. 그리고 이런 활동을 계기로 청소년 및 가정을 돕는 일에 관심과 열정을 갖게 되었다.

지금 나는 10대와 그들의 가족이 자신의 욕망과 자기 회의self-doubt를 이해할 수 있도록 지원하는 일을 하고 있다. 누군가가 지켜봐 주고 자기의 이야기를 들어준다고 느낄 수 있도록 10대를 독려하는 동시에 자녀의 건강과 행복에 대한 부모님의 걱정 역시 돕는다. 개인 상담 클리닉을 운영하며 10대를 위한 양육 전략 등 다양한 주제에 관한 강연도 진행한다. 또한 뇌와 신경과학에 매료되어 신경심리검사도 실시하게 되었다. 그 결과 인간의 뇌에 대한 깊이 있는 지식을 얻은 덕분에 인간의 행동을 더욱 잘 이해할 수 있게 되었다.

나는 청소년기가 가족에게 얼마나 힘든 시기인지 잘 알고 있다. 부모와 10대 자녀 간의 관계에 어려움이 발생하기 때문이다. 아이가 독립하는 과정을 받아들이기 어려워하는 부모가 상당히 많다. 예전에는 아이에 대한 모든 것을 속속들이 다 알고 있었는데 이제는 아이가 공짜로 집에 얹혀사는 하숙생처럼 낯설게 느껴질 때도 있다.

이 책은 발달이 이루어지는 10대 시기의 행동 및 감정과 관련된 소동을 이해하기 쉽게 설명함으로써 부모와 양육자를 지원하는 안내서다. 우리는 이와 더불어 10대의 뇌가 변화하는 과정이 얼마나 아름다운지를 목격하게 된다. 10대가 경험하는 삶은 너무나도 충만하고 특별하다. 호기심과 이해심을 지니고 이 책에 담겨 있는 전략을 대하면 좋겠다.

무엇보다 중요한 점은 양육에 관한 팁을 10대 자녀를 조종하거나 수치스럽게 만드는 책략으로 이용해서는 절대로 안 된다는 것이다. 10대 자녀를 조종하는 것은 도움이 되지 않을뿐더러 오히려 역효과를 초래할 수 있다. 청소년기는 상당히 취약하고 연약한 시기이므로 수치심을 불러일으키기보다는 사랑으로 감싸줘야 한다.

이 책은 10대의 뇌가 어떻게 작동하는지, 특히 10대의 비이성적인 행동에 영향을 미치는 부분을 이해하기 위해서 집필되었다. 그렇다, 부모를 미칠 듯이 화나게 만드는 행동 말이다. 10대 자녀가 그런 행동을 하게 되는 근본적 원인을 이해하면 10대의 감정적인 행동에 대한 반사적인 반응을 누그러뜨리기가 보다 수월해질 것이다. 이 책을 통해 10대의 뇌가 어떻게 작동하는지 그 안을 들여다보고 새로운 전략을 활용해서 소통을 향상한다면 가정에서의 갈등과 긴장을 줄이는 데 분명히 도움이 될 것이라 믿는다.

이 책은 과학적 연구를 바탕으로 10대의 뇌 전반을 알기 쉽게 설명하고 있다. 1장에서 4장까지 각기 다른 10대의 뇌 영역을 집중 조명하며, 해당 영역의 발달 수준 및 감정, 학습, 근육 운동 등 그 영역이 통제하는 기능에 관해 살펴본다. 각각의 장은 특정한 뇌 영역에 대한 개요로 시작하며 청소년기의 발달 수준 및 행동에 어떤 영향을 미치는지를 중점적으로 설명한다. 또한 해당 뇌 영역과 관련된 정보가 담겨 있다. 하지만 그 어떤 뇌 영역도 개별적으로 기능을 수행하지는 않으며 뇌 전체에 걸쳐서 상호연관된 커뮤니케이션이 광범위하게 일어난다. 이 때문에 서로 관련이 있는 뇌 영역의 경우에는 내용이 부분적으로 겹칠 수도 있다. 각 장의 끝부분에는 뇌 손상을 유발할 가능성이 있는 사건과 이러한 뇌 손상에 따른 잠재적, 장기적 영향이 서술되어 있다.

이 책에서 *10대*teenager와 *청소년*adolescent이라는 용어는 호환 가능하다. 일반적으로 *청소년기*adolescence라는 용어는 10세에서 25세까지 폭넓은 연령대를 아우른다. 이 책에 실려 있는 내용은 이 연령대에 해당하는 모든 사람에게 적용할 수 있다. 편의상 10대라는 단어를 사용했지만 발달이 진행 중인 뇌에 관한 연구 및 권고 사항은 10대 이후에도 적용된다.

이 밖에도 구체적인 사례와 양육에 관한 팁을 통해 추가적인 정보를 제공하고 이해를 돕는다. 양육에 관한 팁은 실제 상황에 적용할 수 있는 방안을 제시한다. 구체적인 사례들은 내가 직접 경험한 일을 바탕으로 작성했다. 다만 신원 보호를 위해 내담자의 이름과 여타 생물학적 세부 사항은 변경하거나 생략했고 허구로 각색하기도 했다. 구체적이고 현실적인 사례를 통해 각 장에서 다룬 과학적 연구를 더욱 분명하게 이해할 수 있고 전체적인 맥락을 파악할 수 있다. 아울러 이런 사례들은 부모와 10대 자녀가 성공적으로 소통할 수 있는 방법을 보여준다. 독자들은 구체적인 사례를 통해 앞으로 지향해야 할 성공적인 목표를 파악하기를 바란다.

이 책의 그 어떤 부분에도 10대 또는 부모의 개인적 결점을 소리 높여 지적하려는 의도는 전혀 없다. 수많은 부모가 10대 자녀에게 어떤 말을 건네야 할지 고민하고 어려워하며 때로는 후회할 만한 일을 겪는다. 완벽한 양육을 목표로 하지 마라. 그저 부모로서 최선을 다하고 자녀와의 상호작용을 살펴보기를 바란다. 앞으로 더욱 성장하고 나아지려는 마음가짐만 있다면 충분하다. 사실 부모가 10대 자녀에게 바라는 점도 이와 마찬가지일 것이다.

렐라와 친구들이 배구 연습을 마치는 시간에 맞춰서 아빠인 대니얼이 데리러 왔다. "녀석들guys, 안녕! 연습은 잘했니?" 대니얼은 미니밴에 올라타는 아이들에게 무심코 말했다. 그 말을 들은 렐라는 충격을 받기라도 한듯 싫은 내색을 보이며 눈을 크게 치켜떴다. 평소에도 렐라가 지적하는 경우가 많아서 대니얼도 그런 일에는 익숙해지긴 했지만 이번에는 적잖이 당혹스러웠다. "아빠, 녀석들이라는 단어를 그렇게 쓰면 안 된다고요!" 렐라가 소리쳤다. "아빠가 뭘 어쨌는데?" 그동안 수없이 많이 썼던 말인데, 무심코 건넨 악의 없는 인사말에 딸이 느닷없이 거부 반응을 보이자 대니얼은 도무지 이해할 수가 없었다.

"*녀석*들은 젠더 중립적인gender-neutral 단어가 아니잖아요. 그런 말을 불쾌하게 여기는 사람들도 있거든요." 렐라의 친구인 에이미가 예의 바르게 알려주었다. 하지만 왠지 모르게 살짝 무시하는 말투처럼 들렸다. 대니얼은 두 눈을 감고 크게 한숨을 내쉬었다. 딸의 심기를 건드리지 않기란 도저히 불가능해 보였다. 어떨 때는 지나치게 예민해서 어떻게 대해야 할지 도대체 알 수가 없었다. 렐라가 또 비난을 퍼붓거나 볼멘소리를 할까 봐 두려웠기 때문이다. 언제부터 내 딸이 수많은 주제에 전문가 행세를 하게 됐을까? 왜 부모를 훈계할 권리가 있다고 생각하게 된 걸까?

한편 딸의 입장에서는 부모가 사회정의나 테크놀로지에 관해 아는 바가 없다는 것이 끔찍하게 여겨졌다. 렐라는 가치 있는 대의명분에 기여하고 새로운 이슈를 알아가는 데 열의를 보였다. 자기가 영리한 탐구자라고 생각했고 틱톡이나 유튜브에서 대중문화에서 환경주의에 이르기까지 다양한 주제에 관한 영상을 몇 시간씩 시청했다. 중요한 이슈를 집중적으로 다루는 인스타그램 계정도 팔로우했다. 렐라는 부모를 사랑했지만 때때로 사회의식이 둔감하고 자칫 잘못하면 상대방을 불쾌하게 할 수 있다는 게 부끄러웠다.

10대의 뇌가 놀랍고 멋진 점은 한계까지 밀어붙이고 현 상황에 의문을 제기하도록 독려함으로써 창의성을 높인다는 것이다. 사실 뇌의 발달 과정상 10대는 부모 세대에게 상당히 낯선 미지의 방식으로 세상을 인식한다. 10대는 위험과 모험을 즐기며, 비판적 사고와 사회적 스킬이 점차 단련됨에 따라 자신과 주변 세계를 이해하기 위해서 의욕적으로 노력한다. 10대의 뇌는 사회적 관계를 맺고 집과 가족의 테두리 밖에서 새로운 경험을 찾아 나서는 데 관심을 집중함으로써 궁극적으로 훗날 독립하고 자급자족할 수 있도록 지원할 준비가 된다. 렐라가 사회정의에 관심을 기울이게 된 것은 가족의 부족한 면을 인식했기 때문일지도 모른다. 이런 방식으로 가족으로부터 스스로를 차별화하고 자기만의 독자적인 정체성을 만들어내는 것이다. 친구들과 같은 관심사를 지님으로써 공동체에 대한 소속감을 구축하고 사회적 관계를 형성할 수 있다.

아울러 청소년기는 거대하고 강렬한 감정을 경험하는 시기이기도 하다. 뇌의 감정 중추가 발달하고 있기 때문에 더욱 고조된 형태의 감정을 경험하게 된다. 이처럼 커다란 감정 반응을 통해 10대는 자신의 새로운 정체성을 이루는 가치와 이슈에 더욱 깊이 공감하게 된다. 또한 청소년은 주변 환경에 상당한 영향을 받는다. 소셜미디어의 화제와 또래 친구들의 대화 주제가 청소년의 의견과 행동을 형성한다.

10대는 자기주장을 펼치고 자신감을 키우는 방법을 배워나가고 있다. 그래서 때로는 부모와 10대 자녀의 돈독한 관계가 위기와 부침을 겪는다. 대니얼처럼 10대 자녀의 행동 때문에 혼란스러워하는 부모가 많다. 그래서 이 책은 네 개의 장에 걸쳐서 유익한 정보를 제공하고 10대의 뇌를 이해하는 길잡이 역할을 할 것이다.

차례

1장 대기만성

10대의 전두엽 속으로

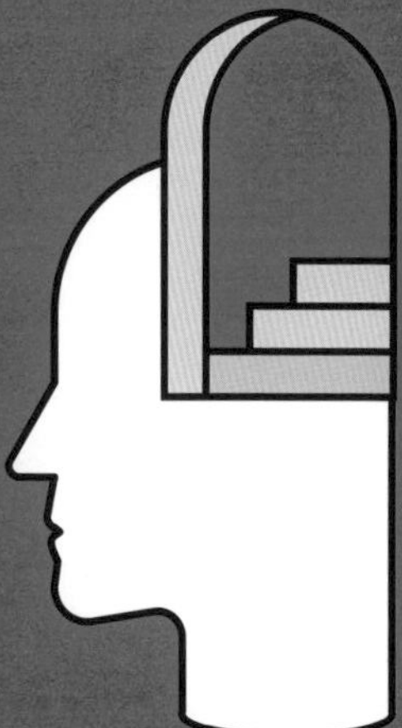

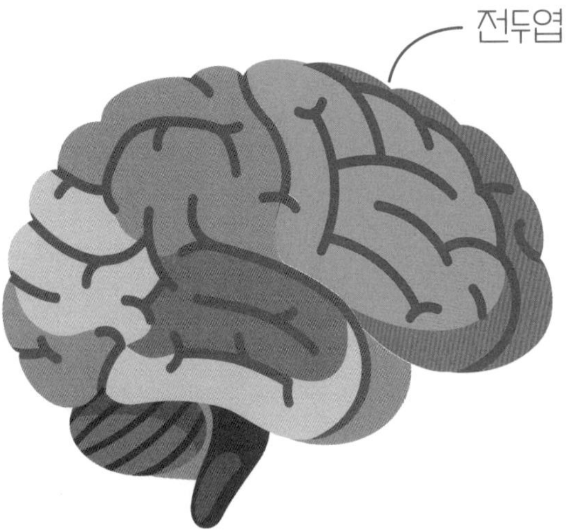
전두엽

전두엽은 뇌에서 마지막으로 발달하는 영역으로 약 25세에 발달이 완성되며 진화적인 관점에서 볼 때 가장 최근에 발달이 진전된 부위다. 이 영역은 소위 '고차원적인 기능'을 제어하는데 바로 이 지점이 인간을 여타 포유류 및 영장류와 구분 짓는다. 우리 뇌의 최전방, 즉 이마 부위에 있는 전두엽은 쓰레기를 내다 버리는 것에서부터 대학 진학 시 전공 선택에 이르기까지 거의 모든 일을 수행할 수 있는 능력을 관장한다.

전두엽은 목표지향적인 행동과 관련된 행위를 조율하는 데 도움을 주고 환경에 적응할 수 있도록 지원한다. 우리가 처한 환경에 맞추어 적응하고 개개인뿐 아니라 인간이라는 종species(種) 전체가 성공적으로 생존을 유지할 수 있게 돕는다. 전두엽이 행동과 행위를 통합하므로 우리는 계획을 세우고 결정을 내리고 논리적으로 판단하고 유연하게 사고하고 감정을 조절하고 행동에 따른 결과를 이해할 수 있다. 또한 전두엽은 언어와 기억, 주의 집중을 지원하며 수의운동(隨意運動)을 돕는다.

어떻게 보면 독자 여러분이 이 책을 읽기로 결심한 것도 전두엽 덕분이라 할 수 있다. 전두엽이 청소년의 뇌 발달에 관해 더 많이 배울 수 있도록 선택을 북돋운 것이다. 이는 여러분의 곁에 있는 10대를 더욱 깊이 이해하고 지원하고 싶은 바람에서 비롯되었을 것이다. 청소년의 전두엽은 끊임없이 변화하고 있으며 주변 환경으로부터 상당히 쉽게 영향을 받는다. 10대는 자기 자신과 타인을 모두 이해하기 위해 새로운 정보를 찾아 나선다. 그들의 전두엽이 훗날 독립을 대비해서 급격한 성장을 경험하기 때문이다.

이 장에서는 다음과 같은 사항에 관해 알아보고 이해하도록 하자.

✧✦✧

- **전두엽의 변화가 청소년의 기분**과 성격에 **미치는 영향** 및 천변만화하는 기분을 관리하기 위한 조언

- 전두엽의 **의사결정기술 발달** 및 청소년이 더 나은 선택을 할 수 있도록 지원하는 방법

- **10대가** 다른 일보다 **또래 친구와의 관계를 우선시할 가능성이 큰 이유** 및 10대가 사교 모임에 앞서 의무를 준수할 수 있도록 돕는 방안

- **10대가 불필요한 위험을 감수하는 이유** 및 위험하고 위태로운 행동은 제지하되 건강한 방식의 위험 감수를 지원하는 방안

- 청소년의 진두엽에 **손상을 유발할 수 있는 잠재적 원인** 및 그 결과

애덤의 성공 사례

당혹스러운 피어싱

하드록과 펑크 음악을 무척 좋아하는 열다섯 살의 애덤은 엄마에게 피어싱을 해도 되는지 물어보았다. 엄마 엘렌은 처음에는 내심 못마땅하고 마음이 내키지 않았지만 어떤 종류의 피어싱을 하고 싶은지 물었다. 애덤은 태연한 태도로 말했다. “눈썹이랑 귀에 피어싱을 해볼까 싶어요.” 그 정도라면 괜찮을 것 같아서 엘렌은 아들이 피어싱 가게에서 받아온 부모 동의서에 서명을 해주었다. 그리고 다음 주에 그곳까지 애덤을 차로 태워다주기로 했다.

그런데 아들을 데리러 갔을 때 엘렌은 경악을 금치 못했다. 아들의 코 한가운데에 편자 모양의 금속 코걸이가 걸려 있었기 때문이다. 당황한 엘렌의 입에서 불쑥 이런 말이 튀어나왔다. “애덤! 도대체 얼굴에다 뭘 매달고 온 거야?" 엘렌은 아들이 피어싱을 받을 때 따라가지 않은 것을 마음속으로 자책했다.

애덤은 시선을 아래로 향한 채 볼멘소리로 중얼거렸다. "뭐긴요, 엄마가 이해 못 할 거라는 건 나도 알았거든요." 차를 타고 집으로 가는 내내 애덤의 얼굴은 부루퉁했다. 당혹스럽고 몹시 화가 난 엘렌은 아들에게 말했다. "나도 모르게 반사적으로 그런 반응이 나왔어. 그건 미안하다. 하지만 코걸이 얘기는 없었잖아!" 그러자 애덤도 마음이 답답했는지 고함으로 응수했다. "피어싱을 눈썹에 하든 코에 하든 무슨 상관이에요? 다 내 얼굴이라고요!" 엘렌은 심호흡을 했다. 그 말도 일리는 있었다. 하지만 아들의 비중격(鼻中隔)에 걸려 있는 끔찍한 코걸이를 보니 왜 그런 걸 하고 싶은지 도무지 이해할 수가 없었다.

"그래, 네 말이 맞아. 하지만 코걸이를 하겠다는 말은 안 했잖아. 엄밀히 말하자면 엄마가 코걸이를 허락해준 건 아니었어." 엘렌은 잠시 멈춰서 가만히 생각해보았다. 아들이 코에 피어싱을 한 것이 엄마 눈에는 끔찍한 광경이었지만 이 또한 애덤이 자신을 표현하는 방법이었다. 자기만의 독특한 성격을 형성해나가는 과정이며 침착하게 위험을 감수하고 독립적인 의사결정을 내린다는 뜻이었다. "익숙해지는 데 시간이 좀 걸리긴 할 거야. 정말 대담한데! 어떻게 그런 결정을 한 거니?"

그제야 마음이 조금 누그러진 애덤은 긴장을 풀고 가장 좋아하는 뮤지션이 코걸이를 한 모습이 멋져 보였다고 말했다. 엘렌은 심호흡을 한 뒤 미소를 지으며 아들에게 말을 건넸다. "열린 마음으로 새로운 것을 시도하는 태도가 멋지구나. 그래도 다음번에는 엄마에게 조금 더 귀띔해줄 수 있겠니?"

마음 같아서는 아들에게 당장 피어싱을 빼라고 하고 싶었지만 엘렌은 애써 그 말을 꾹 참았다. 그 피어싱을 평생 하고 다니지는 않을 것 같아서다. '어쩌면 몇 달 만에 사라질 수도 있을 거야!' 엘렌은 아들이 위험을 감수하고 새로운 것을 시도하는 게 중요하다는 것을 알았다. 그래서 그 괴상한 피어싱을 기꺼이 받아들이기로 했다. 그게 애덤이 자신의 정체성과 자기가 선호하는 것을 파악해가는 과정이라면 말이다.

외계의 침입자, 10대 자녀가 난생처음 보는 낯선 사람처럼 보이는 이유

대부분의 사람과 마찬가지로 10대 역시 목표지향적이다. 즉, 자신이 원하는 결과가 행동에 동기를 부여한다. 역사 시험에서 우수한 성적을 거두는 것이든 반 친구에게 데이트를 신청하는 것이든 간에, 우리의 뇌는 정보를 해석하고 목표를 달성할 가능성이 높은 방식으로 행동할 수 있게 돕는다. 성인은 오랜 시간에 걸쳐서 축적된 다양하고 풍부한 경험을 통해서 여러 상황에 대한 대응 방법을 결정할 수 있다. 또한 이미 특질이 형성되었거나 본인이 선호하는 상황 대응 방식이 정형화되었기 때문에, 행동이 훨씬 일관성이 있고 예측 가능한 편이다. 이런 것들을 바탕으로 한 사람의 성격이 형성된다.

전두엽은 인지 및 감정 발달에 관여하며 이 두 가지 모두 성격에 영향을 미친다. 발달 과정에서 전두엽의 뉴런이 급성장하는데, 이때 뉴런의 숫자는 성인기에 궁극적으로 필요한 것보다 훨씬 더 많다. 경험과 환경적 영향을 통해서 뉴런의 연결이 강화되거나 약화되는 과정을 거치게 되기 때문이다.

예를 들어 마라톤 훈련을 한다고 생각해보자. 대개 육상 선수는 그저 막연하게 좋은 결과를 얻기를 바라며 경주에 나서지 않는다. 각기 다른 속도와 거리로 미리 훈련하면서 경주를 준비한다. 뇌의 각 부위 간의 연결 역시 이와 유사한 방식으로 이루어진다. 뇌의 각 부위가 긴밀한 연결 관계를 구축하고 10대가 자기만의 독특한 성격 특질을 형성하기 위해서는 연습과 반복적인 상호작용이 필요하다. 이번 주에는 아이가 육류 위주의 피자를 실컷 먹더니 다음 주에는 엄격한 채식주의자가 되겠다고 선언할 수도 있는 것이다.

선호도 형성을 지원하는 뇌의 연결 관계는 청소년기 내내 끊임없이 변화한다. 전두엽이 지속적으로 발달하고 주변 환경에 영향을 받기 때문이다. 게다가 뇌의 각 부위가 성숙에 도달하는 시기는 저마다 다르다. 감정 발달은 인지 발달과 긴밀하게 연계되어 있다. 그러나 주로 변연계limbic system(邊緣系)라는 뇌 영역에서 집중적으로 이루어지는 감정 발달은 전두엽에서 집중적으로 일어나는 인지 발달에 비해서 더욱 이른 시기에 진행된다. 따라서 10대는 생각보다 감정을 바탕으로 결정을 내릴 가능성이 더 크다. 감정적인 능력이 훨씬 발달해서 가지각색의 강렬한 감정을 느끼기 때문이다.

전두엽이 점차 발달하고 필요 이상으로 많은 뉴런이 생성되면서 연결 관계가 다소 불완전하거나 일관성이 부족할 수도 있다. 처음 자전거 타는 법을 배웠던 경험을 떠올려보기를 바란다. 아마 이웃집 울타리를 들이받고 무릎이 긁히기도 하다가 나중에는 두 손을 뗀 채로 자전거를 타고 동네를 누비게 되었을 것이다. 10대 자녀가 새로운 행동을 시도할 때도 뇌 안에서 이런 상황이 벌어진다. 반 친구와 뭔가 공통점을 갖고 싶어서 채식주의자가 되겠다고 결심할 수도 있다. 이런 행동을 시도하면 뇌에 새로운 연결 관계가 형성된다.

그런데 뇌 안의 연결 관계는 청소년기 내내 끊임없이 나타나고 사라진다. 어떤 행동이 보상을 제공한다는 것이 입증되면 그 행동을 반복할 때마다 뇌의 연결 관계가 강화된다. 반대로 보상이 주어지지 않으면 뇌의 연결 관계가 가지치기되거나 깨끗하게 정리된다. 더욱 필요한 연결 관계를 위한 자리를 내어주기 위해서다. 시간이 흐르면 청소년의 뇌가 성숙하며 성격 특질을 확고하게 만드는 특정한 연결 관계가 강화된다. 비유적으로 말하면 10대가 자기에게 제일 잘 어울리는 모자를 찾기 전까지는 최대한 많은 모자를 써보려고 할 것이다.

양육을 위한 팁

10대 자녀의 **성격 변화**에 대처하는 법

현재 엄청난 변화를 겪고 있는 10대의 뇌는 외부의 영향에 상당히 민감하다. 이 시기에 부모는 자녀가 위아래로 널뛰는 감정을 잘 헤쳐나갈 수 있도록 도와주고 공감해주어야 한다. 또한 자녀가 본인의 선택과 행동을 이해할 수 있도록 지원해야 한다.

개인적인 반감이 있거나 그 감정이 영원히 지속되는 것은 아니다. 사실 10대의 감정 기복은 참고 넘기기 어려울 때도 있다. 특히 과도한 일정에 시달리며 스트레스로 가득 찬 일상을 겨우 헤쳐나가고 있다면 더욱 그러할 것이다. 끊임없이 변화하는 10대 자녀의 기분에 부모가 때로는 거센 반응을 보이는 것도 지극히 정상이다. 부모 입장에서는 어떤 부분이 거슬리는지 확인해볼 필요가 있다. 단지 자녀의 불손한 태도를 참을 수 없는 걸까? 아니면 나는 시간을 엄수하는데 아이가 욕실에서 아직도 몸단장을 하느라 늦어지는 게 싫은 걸까?

10대 자녀가 일부러 부모의 신경을 거슬리는 행동을 하는 것은 아니라는 점을 알아두기 바란다. 이 시기에 아이들은 새롭게 형성되는 성격과 롤러코스터를 타듯 요동치는 여러 감정의 고삐를 잡기 위해 안간힘을 쓰느라 여념이 없다. 공감 능력과 타인의 니즈를 고려하는 능력은 아직 성장하고 있는 중이다. 부모가 먼저 자녀에게 공감해주고 행동으로 모범을 보여준다면 아이들도 이에 화답할 것이다. 또한 지각이 어떤 영향을 미치는지를 자녀에게 알려주는 것도 도움이 된다. 이렇게 말해보아라. "너를 기다리다가 늦으면 엄마가 스트레스를 받아. 하루 동안 해야 할 일이 산더미처럼 쌓여 있는데 시간이 모자랄까 봐 걱정되거든. 네가 일정에 뒤처지게 된 이유가 뭘까? 다음번에는 미리 계획을 세워볼까?"

호기심과 다양성을 길러주어라. 10대의 뇌는 필요한 것보다 더 많은 뉴런을 생성하며 긴 시간에 걸쳐서 뉴런을 가지치기한다. 다양한 활동을 통해 청소년의 호기심과 관심을 북돋아주어라. 그러면 뉴런 생성 및 분화를 비롯한 뇌 발달이 자연스럽게 촉진된다. 관심사 중 일부는 남아서 이어지고 나머지는 사라질 것이다. 아이가 열정을 느끼는 분야나 숨겨진 재능을 찾아내는 것이 목표는 아니다. 자기 탐색의 기회를 제공해서 아이가 본인의 관심사 및 가치 있게 생각하는 것을 뚜렷하게 파악할 수 있는 계기를 마련해주는 데 집중해라.

파도에 몸을 맡기고, 아이를 붙잡지 마라. 청소년기의 자녀는 휴대폰으로 소셜미디어를 확인하면서 부모의 품에 안겨 있고 싶어 하다가도 친구들과 외출했다가 돌아올 때 데리러 가면 부모를 모른 척하기도 한다. 그러니 부모도 아이도 당연히 혼란스러울 수밖에 없다. 가족의 친밀함과 편안함을 갈망하지만 단지 부모의 존재만으로도 부끄러움을 느끼기도 하는 10대가 수없이 많다. 부모는 아이와 함께 밀려가고 밀려오는 파도를 최대한 잘 타야 한다. 이때 이 점을 기억하기를 바란다. 10대 자녀는 부모 없이도 스스로 자신감을 가지고 세상을 탐험하고 싶어 한다. 그런데 스트레스를 받거나 위로가 필요할 때는 안전하고 따뜻한 부모의 품으로 다시 돌아오고 싶어 한다.

분별력을 지니기 어려운 시기

10대 자녀가 언뜻 보기에 이상한 결정을 내리는 까닭을 이해하기 위해서는 아동, 청소년 및 성인 모두에게 똑같이 적용되는 의사결정의 구성 요소를 파악하는 것이 중요하다. 의사결정에 관해서는 다양한 이론이 존재하지만 대체로 결론은 다음과 같다. 의사결정은 ① 선택 가능한 방안을 확인하기 ② 결과 평가 및 위험, 편익 분석을 실시하기 ③ 각 선택 방안의 바람직성을 평가하기 ④ 각 선택 방안에 따른 잠재적 결과의 발생 가능성을 평가하기 ⑤ 모든 정보를 종합해 최종적인 결정을 내리기 등 일련의 과정을 거친다.

청소년의 선두엽에서는 의사결정과 관련된 문제에 관여하는 여러 부위 간의 연결 관계가 강화되고 있는 중이므로, 나중에는 발달이 완성되겠지만 아직은 긴밀하고 신속하거나 효율적으로 연결이 이루어지지 않는다. 따라서 종종 비효율적이고 효과가 없거나 충동적인 결정을 내리게 된다. 청소년은 앞으로 발생하게 될 결과를 판단하는 데 어려움을 겪는다. 전두엽이 본인 및 타인의 과거 행동을 반추하고 잠재적인 결과를 추론하는 능력을 지원하기 때문이다. 특히 또래 친구들 앞에서 잘못된 의사결정을 내리는 경우가 많다. 청소년은 또래 집단에서 소외될 가능성을 높일 수도 있는 안전한 방안보다 사회적 연결 관계를 우선시하는 위험한 결정을 내릴 가능성이 더 크기 때문이다.

게다가 청소년기에는 전두엽에서 오류를 피하는 데 도움을 주는 부위가 성인에 비해 덜 발달되어 있다. 미국 국립보건원National Institutes of Health(NIH)의 연구에 따르면 명확한 위험이 발생했을 때 10대 청소년과 성인 모두 전두엽의 해당 부분이 똑같이 활성화되었다. 그런데 애매모호한 상황을 판단해야 하는 경우, 즉 실수가 발생할 가능성이 상대적으로 덜 확실할 때 청소년은 전두엽에서 오류를 피하는 데 도움을 주는 부위를 성인에 비해서 덜 사용했다. 따라서 청소년은 위험에 따른 결과를 최소화하거나 완전히 이해하지 못한 상태에서 위험을 감수할 가능성이 더욱 크다.

또한 청소년기는 작업기억working memory(作業記憶)이 아직 발달하는 중이다. 작업기억은 어떤 선택 방안에 따른 결과를 평가하는 동안 또 다른 잠재적 행동 방안을 기억하는 등 결정을 실행하기 전에 관련 정보를 유지하는 데 도움을 주어서 의사결정을 지원한다. 제한적인 작업기억으로 인해 청소년은 잠재적인 결과를 제대로 평가하지 않은 상태에서 충동적인 결정을 내리는 경향이 있다.

마찬가지로 10대는 행동을 억제하고 주의 분산을 참아낼 수 있는 능력을 지원하는 실행 기능 역량이 전반적으로 덜 발달되어 있다. 청소년기에는 다음 주에 있을 시험 대비 공부 등 장기적인 목표를 위해서 TV 시청 등 눈앞의 충동이나 욕구를 참아내는 능력이 불완전하게 발달되어 있는 상태다. 전두엽의 보상 회로가 즉각적인 보상에 편향되어 있고 억제 능력을 관장하는 중추가 완전히 발달되어 있지 않다. 이 때문에 10대는 나중에 더 큰 보상을 제공할 수도 있는 만족 유예delayed gratification를 무시하고 즉각적인 만족을 주는 행동을 택할 가능성이 더욱 크다.

양육을 위한 팁

10대 자녀가 **올바른 판단력**을 지닐 수 있도록 **돕는 법**

10대 자녀의 의사결정기술은 아직 발달 중이다. 여기서 부모가 담당해야 할 역할은 아이가 충분한 여유를 가지고 선택 가능한 여러 방안을 심사숙고하고 과거의 결정을 통해서 배울 수 있도록 지원하는 것이다.

글로 기록하라. 전두엽이 발달함에 따라 10대가 올바른 판단과 결정에 관여하는 실행 기능을 지원하는 외부 자원을 접하게 하는 것이 중요하다. 많은 청소년이 글로 기록하지 않고 머릿속으로만 위험, 편익 및 결과를 평가하는 데 상당한 어려움을 겪는다. 청소년의 작업기억은 용량이 제한적이기 때문이다. 10대 아이들은 다른 정보를 고려하는 동안 일시적으로 마음속에 정보를 기억하는 능력이 다소 부족하다. 어느 대학에 지원할지를 결정하거나 이미 빽빽한 일정에 축구 연습을 끼워 넣는 방법 등 복잡한 상황에 대해서 아이와 함께 종이나 화이트보드에 장점 및 단점 목록을 작성해보자. 올바른 의사결정을 강화하기 위해서 목록을 작성하고 일기를 쓰는 습관을 기를 수 있도록 독려하라.

생각에 대해 생각하라. '생각에 대해 생각하기'로 정의할 수 있는 메타인지 metacognition는 자기 자신의 인지 과정 및 사고에 대한 인식을 가리킨다. 비판적 사고와 의사결정에는 메타인지가 필요하다. 즉, 과거의 경험을 반추하고 그 경험을 통해서 얻은 정보를 현재의 의사결정에 활용하는 것이다. 청소년기에는 이러한 능력이 아직 발달하는 중이므로 자녀가 과거의 경험을 돌아보고 이를 통해서 교훈을 얻을 수 있도록 차근차근 도와줄 필요가 있다.

아이가 시간 맞춰 등교하기, 통금 시간 전에 귀가하기, 시험에 대비해서 공부하기 등의 활동을 과거에 어떻게 수행했는지를 돌이켜 볼 수 있도록 독려해라. 여기서 핵심은 과거의 경험이다. 감정적으로 흥분한 상태에서 재촉해서는 안 된다. 감정이 고조된 상황에서는 제대로 정보를 처리하거나 비판적으로 사고할 수가 없다. 과거의 경험을 돌아봄으로써 아이는 어떤 부분이 순조롭게 진행됐는지, 어떤 부분을 고쳐야 할지 파악할 수 있다. 만약 아이가 자주 늦잠을 자서 학교에 지각한다면 지난 일주일을 돌이켜 보고 왜 이런 상황이 일어나는지를 스스로 깨달을 수 있도록 도와주어라. 학교에 지각해서 어떤 부정적인 결과가 발생했을까? 내일 아침에 제때 일어나서 지각하지 않을 자신이 있는가? 그러기 위해서 아이 또는 다른 사람들이 해야 할 일은 무엇일까?

조나의 성공 사례

자정을 넘긴 취침 시간

고등학교 1학년인 조나는 학교 숙제를 마무리하고 시험공부를 하느라 요즘 들어 취침 시간이 자정을 넘기는 날이 많아졌다. 그의 부모는 아들의 수면 일정과 전반적인 건강 상태가 걱정됐다. 조나는 눈에 띄게 괴로워 보였고 집에서도 짜증이 늘었다. 그런 아들을 보는 부모도 근심이 깊어졌다. 예전에 조나는 자신감이 넘쳤고 학업 때문에 힘들어한 적이 별로 없었다.

부모는 가족회의를 열어서 수면 습관에 대한 우려를 표시했고 조나가 학교에서 어떻게 지내고 있는지 물어보았다. 올해 수강 중인 수업은 어땠나? 선생님들은 마음에 들고 여러모로 도움이 되었나? 조나는 해야 할 숙제가 너무 많아서 감당하기 어렵다고 말했다. 어떨 때는 '도대체 어디서부터 시작해야 할지'조차 모르겠다는 것이다. 다음 날 아침 9시가 과제 제출 기한이라면 아드레날린의 효과가 나타나는 밤 10시까지 미루다가 그제야 숙제를 하게 된다고 털어놓았다.

아들의 솔직한 고백에 부모는 고등학교에 들어가면 새로운 도전 과제에 직면하기 마련이라며 공감해주었다. 지금까지 조나가 어떤 방식으로 여러 과제에 대처했는지를 모두 함께 검토해보았다. 분량이 많은 기말 과제를 준비하거나 단원 평가에 대비할 때는 어떻게 했나? 조나는 그동안 자기가 뭘 했는지 사실 잘 모르겠다고 했다. 그저 뭔가 괜찮은 결과가 나오기를 막연히 바라면서 마지막 순간까지 허둥대기만 했다고 말했다.

부모는 조나가 선생님들께 이메일을 보내서 개별 면담을 신청할 수 있도록 도와주었다. 보다 효과적으로 학업 과정을 이수할 수 있도록 조언을 구하기 위해서다. 부모는 아들에게 도움이 필요하면 다른 사람에게 솔직히 털어놓고 도움을 구해도 된다고 말해주었다. 또한 이러한 능력을 키워나가는 과정에서 어른의 도움을 받는 것은 당연하고 자연스러운 일이며 혼자서 모든 것을 감당할 필요는 없다는 사실을 일깨워주었다.

파티에 대한 정보는 **기억하면서** 쓰레기를 버리는 일은 매번 **깜박하는 이유**

10대 아이들은 언제든 새로운 경험을 찾아 나설 의향이 있다. 훗날 성인이 되면 독립할 수 있도록 뇌가 준비하고 있기 때문이다. 새로운 경험들은 더 많은 데이터를 수집하고 환경에 적응하는 데 도움이 된다. 또한 청소년기의 핵심 과업은 또래 친구들과의 관계를 발전시키는 것이다. 따라서 아이들은 친구가 신고 온 새 신발이나 다음 주에 개봉 예정인 화제작 등 또래 친구들과의 새로운 경험과 관련된 정보는 아주 잘 기억한다.

10대의 뇌는 이런 경험을 훨씬 더 가치 있고 중요하게 여기며, 이는 궁극적으로 사회적 유대감 및 대인관계에 도움이 된다. 10대 자녀가 느끼는 사회적 외면과 소외에 대한 위험perceived risk을 부모가 이해하는 것이 중요하다. 청소년기에는 자기 인식 및 수치심에 관여하는 전두엽의 부위가 더욱 활성화된다.

청소년은 사회적 집단에 대한 소속감이 그 무엇보다도 중요하므로 수치심이나 소외에 대한 두려움이 고조된다. 청소년이 직계 가족 이외의 사람들과 가까워지고 싶은 강렬한 욕구를 느끼는 이유는 진화적 관점에서 볼 때 생존에 사회적 관계가 필요하기 때문이다. 독립하고 싶은 욕구가 자연스럽게 생겨나므로 청소년은 가족 제도에서 벗어나 자율성을 촉진하는 사회적 관계를 맺고 싶어 한다.

또래 관계를 맺고 유지하는 것은 발달 지표에 해당하는데, 이 때문에 가끔은 집안일이나 해야 할 일에 방해가 되기도 한다. 10대 자녀가 식기세척기 안의 그릇을 정리하거나 강아지를 산책시키는 일을 깜박하더라도 일부러 게으름을 피우려는 것은 아니다. 그저 10대의 뇌는 이런 허드렛일이 중요하다고 인식하지 않으므로 사교적 의무와 비교할 때 즉각적인 관심을 기울일 필요가 없는 것으로 간주한다.

진화적인 관점에서 10대의 뇌가 사회적 관계와 관련된 자극을 우선시하며 이런 자극에 관심을 집중한다는 점을 이해해줄 필요가 있다. 10대는 사회적 관계를 점점 더 의식하는 시기이기 때문이다. 10대의 뇌는 잠재적인 미래의 파트너와 건강한 관계를 형성하기 위해 도움이 되는 기술을 습득하는 데 집중한다. 물론 그렇다고 해서 반드시 성 경험을 수반하는 것은 아니지만 파트너를 알아보고 친밀한 관계를 구축하고 유지하는 법을 이해하는 것이 여기에 포함된다.

또한 계획 수립과 우선순위 설정, 시간 관리 등과 관련된 10대 자녀의 실행 기능 역량은 아직 발달 과정을 거치는 중이다. 어떤 일을 하는 데 시간이 얼마나 걸릴지 가늠하고, 유연하게 사고하고, 만약 문제가 발생하면 해결책을 모색하고, 정보를 구분해서 집중하고 계획하는 데 도움이 되는 전두엽의 여타 인지능력도 아직 충분히 발달하지 않은 상태이므로 전력으로 가동되지 않는다. 바쁜 일정을 소화하는 데 어려움을 겪거나 해야 할 일을 자주 일깨워줘야 하는 이유도 이 때문이라 할 수 있다.

10대 자녀와 계획 수립 및 우선순위 설정을 연습하기

계획 수립과 우선순위 설정은 전두엽이 점차 발달하면서 오랜 시간에 걸쳐서 연습해야만 얻을 수 있는 능력이다. 10대 자녀의 실행 기능 역량을 도우려면 소소한 세부 사항뿐 아니라 큰 그림에 집중할 수 있도록 다음과 같은 팁을 실천해보기를 바란다.

가족 달력을 만들어라. 가족 구성원들이 미리 일정을 처리하는 데 얼마나 걸릴지 감을 잡을 수 있도록 시간이 표기된 일정표를 작성하라. 그러면 자녀가 학교 숙제를 마무리하고 적당한 수면, 기상 습관을 실천하는 등 스스로 계획을 세우고 자기조절능력을 기를 수 있다.

또한 개별 플래너를 활용하면 10대 자녀가 과제와 프로젝트, 예약 일정 및 그밖에 우선 처리해야 할 사항들을 기입하고 체계적으로 관리하는 습관을 기르는 데 도움이 된다. 아이가 스스로 개인 달력을 관리하고 본인의 활동 일정을 관리할 수 있도록 독려해서 자립심을 키워주어라.

나중에 달리기 위해서 지금은 속도를 줄여라. 자녀가 속도를 줄이고 자신의 행동을 돌이켜 봄으로써 자기 점검을 향상할 수 있도록 지원하라. 그러면 아이가 계획을 수립하고 여러 일정의 우선순위를 결정하는 데 도움이 된다. 시간 관리 능력을 키우기 위해서 수학 숙제를 언제까지 마쳐야 할지 타이머로 시간을 설정하라고 권유하는 것도 좋다. 대개 청소년은 자기가 싫어하거나 지루한 일은 급히 끝내버리고 더 많은 보상이 따르는 다른 행동으로 곧바로 넘어간다. 서두르면 더욱 신속하게 일을 처리할 수 있다고 흔히 오해하곤 하는데, 실제로는 실수가 더 많이 발생하고 이해도가 떨어지게 된다.

시간을 역산해서 계획을 세워라. 시간을 거꾸로 계산해서 10대 자녀가 언제까지 어떤 일을 완수해야 하는지를 계획할 수 있도록 도와주어라. 예를 들어 아이가 내일 저녁에 친구들과 영화를 보러 갈 예정이라고 해보자. 영화가 시작하는 시간에서부터 역산해서 아이가 언제 집을 나서야 할지, 그전에 마무리해야 할 일들은 무엇인지 스스로 계획을 세울 수 있도록 지원해라. 해야 할 일들은 각각 얼마나 걸릴까? 시간을 역산해서 생각함으로써 아이는 언제 출발해야 할지 일정을 계획할 수 있고 할 일을 미루는 상황을 피할 수 있다.

위험한 문제에 대처하기_ 무모하고 저돌적인 성향을 완화하기

위험을 감수하려는 성향이 강한 10대 자녀 때문에 걱정하는 부모들이 많다. 청소년기에는 쾌락을 추구하는 뇌 부위가 이미 완전히 발달해 있다(저녁 식사 후에 디저트가 당기는 것도 이런 이유에서다). 그런데 보다 조심스럽고 신중한 부위, 즉 의사결정 등을 지원하는 전두엽은 아동기와 비교할 때 발달이 더 이루어지지 않고 멈춰 있는 상태다.

따라서 통금 시간 이후에 몰래 외출하는 등 보상을 제공하거나 새로운 활동을 할 기회가 생기면 10대의 뇌에서는 쾌락을 추구하는 부위가 어른과 마찬가지로 활성화된다. 그러나 조심스럽고 신중한 부위는 10대의 관심을 사로잡아서 그런 생각을 재고하게 할 만큼 힘이 세지 않다. 이를 *'천하무적이라는 착각*invincibility fable*'*이라고 지칭하는데, 이처럼 10대는 종종 본인이 특별하거나 전능하다고 여기며 위험으로부터 자기가 해를 입지 않을 것이라고 믿는다. 충동에 사로잡힌 행동을 억제하거나 행동에 따른 결과를 예측하는 데 도움이 되는 인지 역량은 아직 발달이 불완전한 상태이며 상대적으로 덜 뚜렷하게 나타난다.

어쩌면 이런 생각이 들 수도 있다. *'말도 안 돼! 도대체 왜 우리가 심각한 상처를 입거나 심지어 죽을 수도 있는 위험에 더 노출되는 방향으로 뇌가 발달하겠어?'* 그런데 사실 이러한 위험 감수 성향은 청소년기 자녀뿐 아니라 사회 전체의 발달에도 매우 중요한 역할을 담당한다. 청소년기에 위험한 행동을 감수하는 성향이 강해지는 방향으로 신경 발달학적 변화가 발생하는 이유는 자립을 이루고 양육자에 대한 의존을 줄임으로써 제대로 역할을 수행하는 성인이 될 수 있도록 진화해왔기 때문이다.

위험 감수는 경험의 다양성을 제고하며 청소년이 자율성, 자기 신뢰 및 자존감을 키울 수 있는 기회를 제공한다. 이러한 특성은 양육자의 안락한 보살핌과 보호로부터 의도적으로 스스로를 분리할 수 있는 능력을 지원한다. 인간은 청소년기에 위험을 감수하는 시기를 거쳐야 할 필요가 있다. 그런 시기가 없다면 훗날 성인이 되었을 때 생존에 필요한 회복 탄력성과 대응 전략을 얻을 수 없기 때문이다.

모든 위험이 나쁜 것은 아니다. 실제로 우리는 매일 위험을 감수하며 그중 상당수가 성공적인 결과로 이어진다. 여러분이 아끼는 동네 식당을 떠올려보자. 만약 식당 주인이 위험을 감수하지 않았다면 과연 그 식당이 문을 열 수 있었을까? 우리는 시행착오를 통해 배운다. 따라서 계속 배우고 성장하려면 반드시 위험을 감수해야 한다. 우리는 어떤 행동에 참여할지 결정하기 전에 위험을 평가하는 법을 익힌다. 비록 제대로 계획을 세우지 않은 것처럼 보이는 행동이 대부분이기는 하지만 청소년 역시 같은 과정을 거친다. 그런데 어른과 비교할 때 청소년의 뇌는 잠재적인 위험을 훨씬 더 빈번하고 심각하게 무시하도록 편향되어 있다. 그래서 10대가 곤란한 상황에 처하게 되는 것이다.

청소년은 위험을 개의치 않는 경우가 많다. 위험 평가에 중요한 역할을 담당하는 전전두엽이 성인기에 비해서 덜 발달되어 있기 때문이다. 게다가 보상 체계가 과도하게 활성화되었기 때문에 청소년기에는 보상과 관련된 신경전달물질인 도파민이 더 많이 분비되며 더 많은 위험을 감수하게 된다. 청소년의 뇌는 성인에 비해 도파민의 기저값이 더 낮고 분비량이 더 높다. 즉, 청소년은 쉽게 지루함을 느끼며 기분을 안정시키기 위해 새로운 경험을 찾아 나설 때가 많다. 청소년이 모험을 즐기는 특성을 바람직한 방향으로 활용해 자기 자신과 주변 환경에 대한 이해를 높일 수 있도록 지원해줄 필요가 있다. 아울러 자기 자신 또는 주변 사람들에게 해를 끼치지 않도록 도와야 한다.

성인과 청소년 모두 어떤 행동을 할 때 주변 사람들의 존재에 영향을 받는다. 집단사고groupthink(集團思考) 현상은 개인이 집단에 속해 있으면 앞으로 발생할 결과를 비판적으로 분석하거나 탐구하지 않고 만장일치를 이루려는 경향을 나타내기가 더 쉽다는 점을 잘 보여준다. 특히 청소년은 또래 친구들과 함께 있을 때 집단사고와 위험 감수의 영향을 받기가 훨씬 더 쉽다. 예를 들어 10대는 혼자 운전할 때보다 친구들이 있을 때 멋진 모습을 과시하고 싶어서 과속할 가능성이 더 높다. 이는 수치심에 관여하는 내측 전전두엽이 과도하게 활성화되기 때문이기도 하다.

10대 자녀에게 **위험**을 평가하는 법 **가르치기**

10대는 독립을 추구하는 과정에서 자연스럽게 새로운 경험을 찾아 나서게 된다. 부모가 한계를 설정하는 동시에 10대 자녀의 자율성을 지원하는 것이 중요하다. 위험 감수는 불가피하므로 부모는 허용 가능한 위험 감수 행동을 관대하게 받아들일 필요가 있다. 10대는 본인의 판단과 의사결정에 자신감을 가질 수 있도록 자신의 실제 생활을 스스로 관리해야 한다. 위험 제거를 목표로 삼지 말고 개인적인 영역과 적절한 위험 감수에 대해 가르쳐줄 수 있는 계기를 파악해야 한다.

직감을 믿어라. 혹시 긴장되는 일을 앞두고 배가 아프거나 속이 울렁거리는 기분을 느껴본 적이 있는가? 내수용성 감각interoceptive sensation(內受容性感覺)은 지금 감정에 치우친 결정을 내리고 있다는 사실을 처음으로 알려주는 지표가 된다. *이렇게 많은 사람 앞에서 프레젠테이션을 할 수 있을까? 아니면 아픈 척하고 그냥 집으로 갈까?* 이처럼 미주신경을 통해서 장에서 뇌까지 전달되는 '직감적 반응gut reaction'은 위험을 평가하는 데 쓰인다. 청소년기에는 전전두엽이 아직 덜 발달한 상태지만 미주신경은 완전하게 기능을 발휘하므로 위험을 평가할 때 비장의 무기가 될 수 있다.

10대의 뇌는 동네에서 운전할 때 속력을 내면 위험하다는 것을 무시해버릴 수도 있지만 미주신경은 그렇지 않다. 청소년 자녀에게 어떤 상황에 직면했을 때 일단 몸의 감각에 귀를 기울이고 나중에 직감적 반응이 정확했는지를 되짚어보라고 조언해라. 그러면 아마도 사람들 앞에 나서서 발표하는 것은 상당히 위험한 일처럼 느껴지더라도 실제로는 전혀 해롭지 않으며 불안과 긴장이 일시적인 감정이라는 사실을 스스로 깨닫게 될 것이다. 반대로 과속의 위험은 물리적으로 상당히 위태로우며 해를 입을 가능성이 지속적으로 존재한다.

과거의 일에서 문제 해결을 연습하라. 10대 자녀가 잘못을 해서 행동에 제한을 둔 상황을 가정해보자. 오늘은 그 이후에 처음으로 아이가 제한에 불편을 느끼는 날이다. 이 일을 계기로 아이가 느끼고 깨닫는 바가 있기를 바란다면 이렇게 말해보아라. "지난번에는 네가 위험한 결정을 했어. 오늘은 그 일을 다시 바로잡을 기회로 삼아." 미래의 행동이 과거를 바로잡을 수 있는 재도전 기회라고 표현하면 자녀가 과거의 행동을 돌아보게 할 수 있다.

가능하면 어떤 행동을 하기 전에 그 행동이 초래할 수 있는 결과에 대해서 미리 아이와 대화를 나누어라. 아이가 잠재적인 함정에 관해서 생각해볼 수 있도록 도와주면 아이는 행동에 따른 결과를 사전에 고려해서 또래 집단의 압력에 굴복할 가능성을 줄일 수 있다. 아이에게 이렇게 물어보는 것도 좋겠다. "오늘 불편함을 해소하기 위해 어떤 계획을 세워두었니?"

전두엽 손상이 미치는 **영향**

전두엽은 이마의 앞부분에 위치하므로 교통사고, 물리적 폭력, 낙상, 운동으로 인한 부상 등 외력에 의해 손상이 발생하기 쉽다. 특히 청소년의 전두엽은 장애가 발생할 위험에 더욱 취약한데, 뇌 손상이 정상적인 뇌 발달을 저해할 수 있기 때문이다. 〈신경외상학회지 Journal of Neurotrauma〉가 발표한 연구 결과에 따르면 외상성 뇌 손상 traumatic brain injury(TBI)이 청소년의 주요 사망 원인이며 이 연구에서는 교통사고가 외상성 뇌 손상의 35%를 차지했다.

다행스러운 것은 외상성 뇌 손상의 비율이 전반적으로 감소하는 추세이며 자동차 사고에 따른 외상성 뇌 손상이 4년간 감소했다는 점이다. 그러나 청소년기에는 전두엽에 치명적이지 않은 손상이 발생하더라도 성장을 저해하고 전반적인 인지 기능, 특히 언어 및 의사소통 능력, 자기 인식, 실수 모니터링, 억제 능력과 관련된 역량 발달에 악영향을 미칠 수 있다. 이로 인해 운동 기능, 공간 추론, 계획 및 집중력과 관련된 실행 기능, 사회적 신호 및 타인의 감정을 해석하는 능력에 변화가 일어날 뿐만 아니라 충동성이 증가할 수도 있다.

청소년은 성인에 비해 전두엽에 손상을 입을 가능성이 훨씬 더 크다. 위험을 감수하려는 성향 때문에 신체 접촉이 잦은 스포츠에 참여하거나 교통사고를 당하는 경우가 많아서다. 〈발달심리학 리뷰 Developmental Review〉에 실린 한 연구에 따르면 청소년은 성인에 비해 뇌 손상에서 회복하는 데 더 오랜 시간이 걸린다. 뉴런 및 뇌 부위 사이의 연결이 강화되고 정보 전달이 신속해지는 과정인 수초화myelination(髓鞘化) 현상이 증가하는 등 전두엽의 신경발달과 관련해 특정한 변화가 발생하기 때문이다.

청소년기의 전두엽 손상은 상당히 해로운 영향을 미치며 심각한 손상이 발생한 경우에는 장기적인 후유증을 유발하기도 한다. 연구 결과 청소년기에 심각한 뇌 손상을 입게 되면 학습 전략을 효과적으로 활용하는 능력이 줄어든다는 사실이 밝혀졌다. 이로 인해 시간이 흐르면서 복리 효과가 발생해 복합적 사고력 및 문제 해결력과 관련된 발달에도 부정적인 영향을 미칠 수 있다. 그러나 〈두부외상 재활 저널 Journal of Head Trauma Rehabilitation〉에 게재된 연구 결과에 따르면 대다수의 10대는 재활 치료를 받으면 장기적인 뇌 기능의 변화 없이 회복한다.

표적 치료는 메타인지, 작업기억 및 계획과 관련된 결손을 다룰 때 실행 기능 역량에 집중한다. 심각한 외상성 뇌 손상을 입은 10대가 이러한 치료를 받지 않는다면 위에서 언급한 영역에서 장기적인 결손으로 어려움을 겪을 수 있다. 다행히 〈캐나다 정신의학 저널Canadian Journal of Psychiatry〉에 실린 연구에 따르면 아동기 또는 청소년기에 경미한 외상성 뇌 손상을 입은 대학생들은 그 어떤 형태의 뇌 손상도 겪지 않은 또래 학생들과 비교할 때 인지 기능이나 정서 기능 측면에서 차이가 나타나지 않았다.

밀리의 성공 사례

신뢰는 필수

외동딸인 밀리는 한부모 가정에서 자라고 있다. 아빠인 롭은 만나는 사람이 생겼고 가끔 자정이 넘어서 귀가했다. 밀리는 아빠가 늦게 오는 날에 친구들을 집에 초대하곤 했는데 얼마 전에는 친구들이 맥주를 사 왔고 밀리에게도 마셔보라고 권했다. 다음 날 아침에 롭은 재활용품 정리함 바닥에서 맥주 캔을 발견했고 딸과 대화를 나눌 필요가 있다고 생각했다.

아빠가 어떻게 된 일이냐고 묻자 밀리는 친구들이 맥주를 가져왔고 다 같이 여섯 캔을 나눠 마셨다고 털어놓았다. 롭은 좌절감을 느꼈지만 언젠가는 딸이 한계를 시험하고 위험을 시도할 시기가 올 것이라는 사실을 알고 있었다. 그는 밤늦게까지 딸을 집에 혼자 둬서 이런 일이 일어나게 되었다며 자책하고 후회했지만, 자기가 집에 없을 때도 딸을 믿고 싶었다.

롭은 밀리에게 자신의 행동에 대가를 치러야 한다고 말했다. 하지만 딸이 왜 술을 마시기로 결정했는지를 스스로 이해할 수 있도록 돕고 싶었고, 그런 행동 때문에 딸을 믿을 수 있을지 망설이게 되었다는 점을 알려주고 싶었다. 딸의 독립심을 키워주려면 딸을 믿어야만 했다.

아빠와 딸은 대화를 나누었고 밀리는 자기만 술을 안 마시겠다고 거절하면 부끄럽고 민망한 상황이 될까 봐 그냥 '대세에 따르기로' 했다고 말했다. 두 사람은 술이 어떤 영향을 미치는지, 알코올 중독이 얼마나 위험한지 등에 관해서 이야기했다.

롭은 딸에게 자신의 직감을 따르라고 조언했고 앞으로는 자기가 안전하다는 기분이 드는 쪽을 선택하라고 권했다. 두 사람은 밀리가 아빠의 신뢰를 되찾고 앞으로 더욱 자립심을 키울 수 있는 방안을 함께 논의하고 결정했다. 롭은 앞으로도 위험이 발생할 것이라는 점을 알고 있지만 밀리가 안전하게 위험을 감수하는 법을 배워서 더 나은 삶을 영위하면서도 심각한 위험은 최소화할 수 있기를 바랐다.

핵심 요약

이 장에서는 청소년의 전두엽과 전두엽이 관찰하고 통제하는 다양한 행동을 살펴보았다. 새로운 신경 연결이 형성되면서 전두엽의 변화는 10대가 나중에 독립할 수 있도록 준비하는 데 도움을 준다. 그런데 이 때문에 현 상황에 맞서 도전하고 위험을 감수하는 성향이 더욱 강해지기도 한다. 10대는 자율성을 추구하며 자신의 개성을 발견하고 가족 단위 밖에서 정체성을 확립하기 위해서 낯설고 새로운 유행을 따르기도 한다. 청소년기는 수많은 변화가 일어나는 흥미진진한 시기이며 이러한 과정을 거치는 동안 부모와 10대 자녀 모두 많은 것들을 배울 수 있다.

✦ **감정 기복과 고조는 창의성을 제고한다**. 틀에서 벗어난 독창적인 사고를 증진해서 청소년의 성격 형성을 돕는다. 폭넓은 변화를 겪고 있는 전두엽이 10대 자녀를 좌지우지하는 시기라는 점을 기억하고 인내심을 가져라.

✦ **10대는 또래와의 관계를 촉진하고 유지하는 데 집중하기 마련이다**. 친구 관계를 우선시하는 것의 중요성을 이해해주어라. 아울러 친구들과 직접 만나거나 가상 공간에서 교류하면서 얻는 즉각적인 보상을 넘어서 장기적인 목표를 수립할 수 있도록 지원해주어라.

✦ **멀티태스킹에 능한 사람은 드물지만 특히 10대는 이런 능력이 더욱 부족하다**. 전두엽이 아직 발달 과정을 거치고 있기 때문이다. 아이가 속도를 줄이고 본인의 행동을 스스로 돌아보고 반성할 수 있도록 독려하라. 자기 점검은 시간 관리 능력 및 사회적 기술을 향상하는 효과가 있다.

✦ **청소년기의 전두엽은 10대가 위험을 감수하는 쪽으로 편향되어 있다**. 부모가 건강한 위험 감수의 이점을 인정하는 것이 중요하다. 시행착오를 통해서 배울 수 있고 10대가 안전하지 않거나 불필요한 위험을 평가하는 데 도움이 되기 때문이다.

✦ **뇌에서의 위치와 발달 단계를 고려할 때, 전두엽은 부상으로 인한 손상에 취약하다**. 청소년의 위험 감수 행동으로 인해서 전두엽의 손상 가능성이 높아진다. 하지만 대부분의 경미한 손상은 장기적으로 부정적인 영향을 미치지는 않는다.

2장 감각 영역

10대의 두정엽 속으로

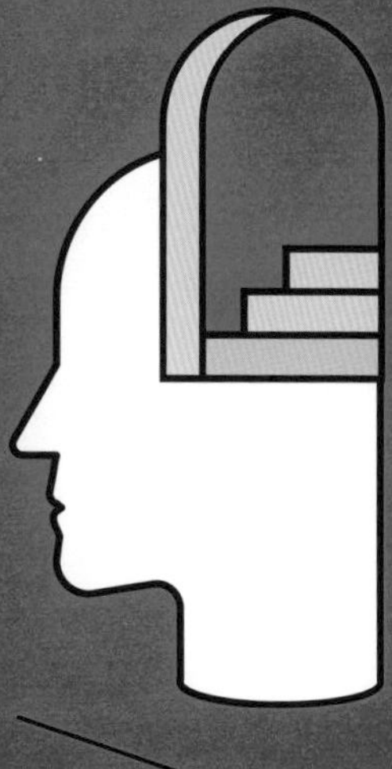

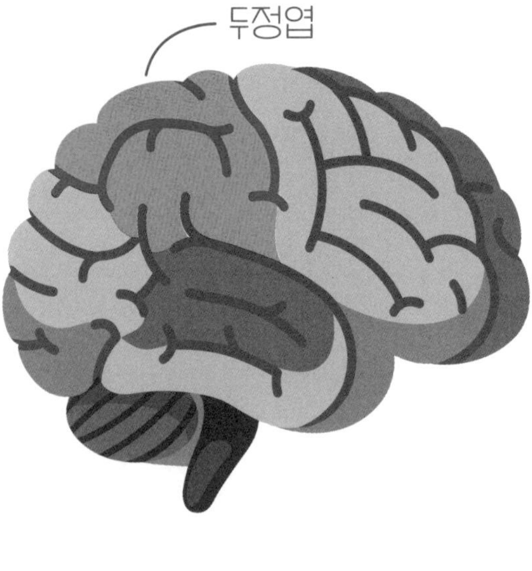
두정엽

눈을 감아보자. 그대로 눈을 감은 채로 검지로 코를 짚어보자. 과연 그렇게 할 수 있을까? 두정엽은 시각의 노움 없이 코의 위치를 알 수 있는 능력을 관장한다. 전두엽과 마찬가지로 두정엽도 청소년기에 상당한 변화를 겪는다. 아동기에 뉴런이 증가하며 청소년기에는 불필요한 뉴런을 가지치기한다. 또한 두정엽은 외부의 영향에 매우 쉽게 영향을 받는다. 10대가 두정엽을 얼마나 자주, 어떤 방식으로 활성화하는지에 따라서 연결 관계 및 이에 따른 행동이 강화된다.

두정엽은 '감각 영역sensation station'이라고 불린다. 감각을 통해서 얻은 정보를 관리하고 통합해서 행동을 조율하기 때문이다. 예를 들어 주방에 들어섰는데 뭔가 타는 냄새가 난다고 해보자. 오븐의 열기가 느껴지자 문득 한 시간 전에 캐서롤을 넣어둔 것을 잊어버렸다는 사실이 떠오른다. 얼른 오븐에서 캐서롤을 꺼내고 손으로 부채질을 해서 자욱한 연기를 떨쳐본다. 몸 앞쪽에서 열기가 느껴져서 뜨거운 팬에 손을 대기 전에 오븐 장갑을 챙긴다.

이때 두정엽은 온도 등의 감각을 처리하는 데 도움을 주고 그다음에는 행동을 지시해서 오븐 장갑으로 손을 보호할 수 있도록 해준다. 또한 오븐 안의 선반과 레인지 상단부 사이의 거리를 가늠하는 등 시각유도적 행동을 지시한다. 궁극적으로 두정엽은 우리가 감각을 활용해 행동을 유도하고 위험으로부터 자기 자신을 보호할 수 있도록 돕는다.

이 장에서는 다음과 같은 내용을 살펴보자.

✧✦✧

- **10대의 뇌가 신체의 성장을 따라잡기 위해 어떤 노력을 기울이는지** 및 이런 변화를 겪는 동안 10대 자녀의 공간지각능력과 협응을 지원하는 데 도움이 되는 팁

- **10대의 뇌가 집중력을 유지하는 능력** 및 이 능력이 운전 능력에 미치는 영향과 안전한 운전 습관을 위한 팁

- **학습과 기억에 관련된 두정엽의 역할** 및 10대 자녀가 올바른 공부 습관을 기를 수 있도록 돕는 방법

- **감각 추구와 관련된 두정엽의 역할** 및 약물이 청소년의 뇌에 미치는 영향, 약물 오용을 최소화하는 방안

- **두정엽의 손상**을 유발하는 원인 및 결과

이사벨라의 성공 사례

농구 연습

이사벨라는 방과 후에 공원에서 동네 남학생들이 농구를 하는 모습을 지켜보는 것을 좋아했다. 농구를 정말 좋아하고 경기 규칙도 잘 알고 있지만 자기도 끼워달라고 물어볼 만큼 용기를 내본 적은 없었다. 이사벨라는 저녁이면 동네에 있는 다른 공원에 가서 레이업 슛과 자유투를 연습했다. 자기를 알아보는 사람들이 없는 곳에서 연습해야만 마음이 놓였다.

학교 여자 농구팀의 입단 테스트 날짜가 다가왔고 이사벨라는 합격하고 싶은 마음이 간절했다. 평소에 가끔 발에 걸려 넘어지거나 드리블이 잘 안 될 때도 있었기 때문에 혹시나 웃음거리가 될까 봐 긴장되고 불안했다.

하루는 저녁에 농구공을 들고 나가는데 오빠인 루카스가 같이 가도 되냐고 물어보았다. 그리 내키지는 않았지만 그러라고 했고 둘은 공원으로 향했다. 루카스는 장난스럽게 드리블하면서 이사벨라를 지나치더니 레이업 슛을 날렸다. 미처 막을 틈도 없었다. "도대체 어떻게 그렇게 한 거야? 오빠는 너무 빠르고 날렵하잖아!" 이사벨라가 투덜거렸다. 루카스는 이사벨라와 함께 몇 가지 드리블을 연습했고 동생이 오른손과 왼손을 번갈아서 공을 드리블하게 했다. 이사벨라는 금세 다양한 패스를 익히게 되었다. 패스를 놓치거나 드리블하다가 공을 놓치면 루카스가 시범을 보여주고 이사벨라에게 다시 해보라고 했다.

남매는 매일 밤 공원에 가서 다양한 드리블을 연습했고 루카스는 이사벨라에게 지세와 속도에 대해서 피드백을 해주었다. 때로는 너무 빨라서 컨트롤이 잘 안 됐고 가끔은 너무 느려서 가속도가 안 붙기도 했다. 이사벨라가 좌절하거나 패배감을 느낄 때마다 루카스는 몸과 마음이 서로 소통하는 법을 아직 배우는 중이라고, 그런 과정은 시간이 걸리게 마련이라며 동생을 다독여주었다.

"계속 연습해! 너는 농구를 잘할 수 있어. 하지만 운동선수는 하루아침에 태어나는 게 아니야."

고삐 풀린 망아지가 된 10대

두정엽은 공간에 대한 몸의 지각 능력을 관장하는데 이를 고유 수용성 감각proprioception이라고 한다. 이 장의 서두에 언급한 사례를 다시 살펴보자. 오븐 쪽으로 걸어가는데 바닥에 신발이 놓여 있어서 발이 걸려 넘어지지 않으려면 피해서 가야 한다. 이때 두정엽은 우리가 주변 환경을 시각적으로 스캔하고 장애물을 피할 수 있도록 행동을 유도하는 데 도움을 준다. 고유 수용성 감각을 통해 몸에서 오븐까지의 공간이 얼마나 되는지 가늠할 수 있다. 깊이를 인식하고 접시의 위치를 파악해 레인지 상단부로 옮길 수 있도록 돕는다. 음식을 쏟거나 손에 화상을 입지 않고 접시를 꺼내려면 두정엽의 도움이 필요하다.

두정엽은 어떤 공간에서 신체의 내적 표상을 만들어낸다. 가령 침대 옆의 램프에 부딪히지 않고 머리 위로 팔을 쭉 뻗으려면 어느 정도의 공간이 필요한지를 측정할 수 있도록 지원한다. 청소년기에는 급격한 신체적 변화가 발생하는데 이에 비해서 신체에 대한 내적 표상은 아직 완전히 발달하지 않아서 뒤처진 상태이다. 따라서 청소년은 팔을 뻗으려면 공간이 얼마나 필요한지를 가늠할 때 정확도가 떨어지며 침대 옆의 램프에 팔을 부딪칠 가능성이 더 크다.

여러분 또는 아이가 훌쩍 자라서 어떤 옷이 더 이상 맞지 않게 되었던 경험을 떠올려보아라. 한동안 안 입었던 청바지를 꺼내서 입어보니 그제야 사이즈가 한 단계 작아졌다는 것을 깨닫게 된다. 그냥 눈으로만 보아서는 청바지가 몸에 맞을지 안 맞을지 잘 모르고 직접 입어봐야 확실히 알 수 있다. 청소년의 두정엽도 마찬가지다. 청소년기에는 급속한 신체 성장이 일어나므로 두정엽은 공간적인 측면에서 몸의 사이즈에 대해서 확실성이 떨어진다. 마치 10대 아이가 작년에 신었던 신발을 다시 신어보고 나서야 너무 작아졌다는 것을 알게 되듯, 두정엽이 변화하는 신체 사이즈를 파악해서 공간지각능력의 정확도를 높이려면 더 많은 시간이 필요하다.

10대 청소년은 고삐 풀린 망아지 같은 기분이 들 것이다. 신체 변화에 서툴게 적응하며 시행착오를 경험하는 단계를 거치는 중이다. 몸을 움직일 때 주변 사물에 부딪히지 않으려면 공간이 얼마나 필요한지를 가늠하기 위해 노력할 뿐 아니라 자신의 힘과 유연성을 파악하기 위해 애쓴다. 10대 자녀가 문을 쾅 닫거나 계단을 쿵쿵거리며 올라가는 소리를 자주 들어본 적이 있는가? 아이의 몸이 자라고 힘이 더욱 세지면서 두정엽은 아이의 힘에 대한 내부 표상을 업데이트한다. 그래야만 더 적은 힘을 쓰는 법을 배운다. 하지만 이런 과정은 하루아침에 이루어지지 않는다. 어느 정도의 힘이나 거리가 필요한지를 잘못 판단하는 일은 앞으로도 종종 발생할 것이다.

양육을 위한 팁

10대 자녀의 **공간지각능력**에 **도움**을 주는 방법

청소년기에는 두정엽이 발달하면서 주변 환경을 인지하는 능력도 점차 강화된다. 다음과 같은 방법으로 공간지각능력을 활용하면 자녀가 공간과 관련된 기술을 발달시킬 수 있도록 도울 수 있다.

지도를 이용하라. 두정엽이 발달함에 따라 10대에게 공간지각능력과 관련된 기술을 연습할 기회를 제공하는 것이 중요하다. 부모는 자녀와 함께 길을 찾거나 지도를 활용함으로써 공간지각능력을 길러줄 수 있다. 가족이 저녁에 방문할 예정인 식당까지 가는 길을 아이가 직접 찾아보게 해라. 현재 위치에서 그 식당이 동서남북 중 어느 방향에 있는지 말해보게 해라. 아니면 친구 집과 비교할 때 이 식당은 어디에 위치할까? 만약 식당까지 운전해서 간다면 어떻게 가야 할지 아이와 함께 이야기를 나누어보아라. 대략 어떤 길로 가야 할까? 이런 질문을 하고 지도를 이용하면 자녀가 거리를 상상하고 시각적 기억을 활용해서 현재 자신의 위치가 어떠한지를 기억하고 특정한 목적지에 도달하려면 어느 방향으로 가야 할지를 파악하는 데 도움이 된다.

신체 활동을 늘려라. 청소년기에는 스포츠를 비롯한 모든 신체 활동이 공간지각능력 발달에 상당한 도움이 된다. 스포츠는 공간에서의 신체 인식이 향상되도록 지원한다. 예를 들어 체조 대회에서 발밑에 있는 평균대의 위치를 파악하거나 플라이볼을 잡으려면 어느 지점에서 야구 글러브를 들고 있어야 할지 알게 해준다. 종류를 막론하고 모든 신체 활동은 근력 운동, 동작 협응 및 힘쓰기를 통해서 10대의 공간지각능력을 향상시킨다.

10대의 **운전**이 부모를 **미치게 만드**는 이유

많은 미국 10대에게 운전은 중요한 이정표이자 성취이며 청소년이 갈망하는 자유와 새로운 자극 추구를 상징한다. 그러나 부모는 자녀의 운전으로 인해서 심각한 스트레스와 불안을 겪기도 한다. 미국 청소년 사망 및 상해의 주요 원인이 교통사고이기 때문이다.

두정엽은 집중력을 유지하거나 주위 환경에 갑작스러운 변화가 발생했을 때 재빨리 집중력을 전환하는 역할을 담당한다. 예를 들어 아이가 친구들과 함께 음악을 듣고 수다를 떨면서 운전을 하고 있다고 상상해보자. 그런데 어디선가 사슴 한 마리가 튀어나왔고 아이는 충돌을 피하기 위해 급히 브레이크를 세게 밟았다. 두정엽은 10대가 운전에 계속 집중하고 도로 상황을 지속적으로 살펴볼 수 있도록 지원한다. 그러나 이와 동시에 대화로 인해서 주의가 분산되고 집중력이 흐트러진다.

이전에 다룬 것처럼 뇌가 발달하는 과정에서 뉴런 간의 연결 관계가 형성된다. 어떤 행동이 반복될수록 그 행동 및 연결 관계가 더욱 강화되며 효율성이 높아진다. 그런데 새로운 행동의 경우에는 연결 관계가 그만큼 강하지 않으므로 행동의 일관성이 다소 떨어진다.

10대 자녀의 두정엽은 주의력 집중과 공간지각능력을 지원하는 뉴런 사이에서 아직도 연결 관계를 구축하는 중이다. 이 두 가지 모두 안전한 운전 습관에 중요한 영향을 미친다. 10대는 초보 운전자이므로 아직 두정엽이 뇌 안의 연결 관계를 강화할 만큼 충분한 시간이 지나지 않았다. 따라서 운전할 때 주의력을 집중하는 데 어려움을 겪는다.

여러 활동 사이에서 신속하게 집중력을 전환하는 행동을 가리키는 멀티태스킹은 운전과 상당히 밀접한 관련이 있으며 두정엽이 부분적으로 멀티태스킹을 지원한다. 청소년기에는 두정엽이 완전히 발달하지 않은 상태이므로 10대는 멀티태스킹 능력이 미흡하며 운전할 때 집중력이 흐트러질 가능성이 더 크다. 예를 들어 아이가 학교까지 차를 몰고 가다가 그날까지 제출해야 할 과제를 깜박했다는 사실을 알아차렸다고 생각해보자. 그 순간에 아이는 학교까지 운전해서 가는 길에 집중하는 동시에 언제 시간을 내서 과제를 마무리할 수 있을지도 파악해야 한다.

두정엽이 뒷받침하는 공간지각능력이 멀티태스킹을 지원한다고 알려져 있다. 마음속에서 각각의 일정에 대한 내적 표상을 만들어내고 언제까지 그 일을 끝내야 할지에 따라서 차례대로 배열하는 것이다. 아이의 마음속에서 이미 일과에 포함된 수업이나 활동은 파란색 블록으로 표시하고, 깜박한 과제를 마무리하는 데 필요한 시간은 빨간색 블록으로 표시한다고 가정해보자. 이미 파란색 블록들이 줄지어 나열된 상황에서 과제를 마칠 수 있는 적합한 공간(시간)을 고려해서 빨간색 블록을 어떻게든 끼워 넣어야만 한다. 어쩌면 아이는 모든 일정이 들어맞을 때까지 파란색 블록을 이리저리 다른 위치로 옮겨보려고 할 수도 있다.

이렇게 여러 가지 일정을 시각화할 때 공간지각능력이 발휘되는데, 아이는 이미 공간지각능력의 상당 부분을 운전에 할애하고 있다. 수차례 언급한 것처럼 청소년의 공간지각능력은 여전히 발달 과정을 거치고 있으므로 학교까지 차를 몰고 가면서 동시에 빠트린 숙제를 언제 마무리할지를 계획하려면 정신적 사고능력이 한계에 다다른다. 따라서 아이는 빠트린 숙제를 해결해야 한다는 생각에 사로잡혀 도로 상황에 온전히 집중하지 못하는 위험에 노출될 수 있다.

양육을 위한 팁

부주의한 **운전**에 대해 말하는 법

운전 중 핸드폰 사용의 위험성을 경고하는 공중보건 캠페인이 많다. 이렇게 위험한 행동이 만연한 상황은 10대와 성인 모두 마찬가지다. 아직은 운전 중 핸드폰 사용이 음주 운전에 상응할 정도로 사회적 규범이 개선되지는 않은 상태지만 앞으로 시간이 더 지나면 그렇게 바뀔 수도 있다. 10대는 부주의하게 운전할 가능성이 더 크다. 나는 결코 잘못될 리가 없다는, *천하무적이라는 착각* 때문이다. 다음과 같은 방안을 활용하면 부주의한 운전의 위험을 줄일 수 있다.

눈에서 멀어지면 마음에서 멀어진다. 휴대폰의 벨 소리만 들어도 반응 시간이 감소하고 운전할 때 주의가 분산된다. 10대는 특히 주의력 분산에 취약하므로 운전할 때 부주의를 유발하는 요인을 줄일 수 있도록 추가적인 안전 조치가 필요하다. 운전자는 휴대폰 사용을 금지하는 것을 원칙으로 삼아라. 이 원칙은 어른을 포함해 다른 가족 구성원에게도 똑같이 적용된다. 운전하기 전에 휴대폰을 무음으로 설정하고 차량 내부의 수납 공간에 넣어두어라. 자녀가 운전하는 법을 배울 때 일반적인 안전 수칙과 건전한 운전 습관에 이 원칙을 포함하라. 안전벨트를 착용하는 것도 마찬가지다.

탑승자의 수를 제한하라. 청소년이 또래 친구들과 함께 있을 때 주의력이 더욱 흐트러지며 친구들을 차에 태웠을 때 교통사고가 발생할 가능성이 더 높다는 사실은 잘 알려져 있다. 이처럼 주의가 분산되는 것을 제한하려면 자녀가 차에 태울 수 있는 친구들의 수에 제한을 둘 필요가 있다. 또한 지방법을 확인해보아야 한다. 미국의 여러 주에서는 10대 운전자가 차에 태울 수 있는 탑승자의 수를 제한하고 있기 때문이다.

일단 처음에는 자녀 혼자서만 운전하게 하고 충분한 시간이 지난 후에 탑승자의 수를 한 명 늘리는 것이 좋다. 안전한 운전 습관을 들여야만 차에 더 많은 사람을 태울 수 있다. 집중력과 공간지각능력이 더욱 발달할 때까지 처음 1년 정도는 자녀가 차에 태울 수 있는 친구의 수를 두 명 정도로 제한하는 것이 바람직하다.

알렉스의 성공 사례

무시무시한 수학 과제

고등학교 3학년에 올라가게 된 알렉스는 앞으로 수강하게 될 기초 미적분학 수업에 대비해서 방학 동안 수학 과제를 받았다. 그는 단 한 번도 수학을 좋아한 적이 없었다. 대신에 자기 생각과 의견을 분명하게 말로 표현할 수 있는 영어 수업과 역사 수업을 선호했다. 알렉스에게 수학은 도무지 이해가 가지 않는 외국어 같았기 때문에 수학 시간에 잘할 수 있을 것이라는 자신감이 부족했다. 두렵고 걱정스러운 마음에 여름 방학 내내 무작정 수학 과제를 미뤄두었다. 여름이 다 지나갈 무렵에 아빠가 알렉스에게 학교 숙제는 어떻게 되어가고 있는지 물어보았다. 알렉스는 그제야 수학 과제를 꺼냈다.

"으, 단위원unit circle(單位圓)이잖아!" 기억을 더듬어 지난 학기에 배운 내용을 애써 떠올려보았다. 알렉스는 인터넷에서 단위원을 검색해보고 예전에 필기한 노트를 찾아보았다. 이 수학 개념을 활용하는 법이 서서히 기억나기 시작했다. 수학 과제로 받은 문제들과 씨름하느라 고군분투했고 어떻게든 기초 미적분학 수업을 듣지 않을 방법은 없을지 공상에 잠겼다. 그렇게 알렉스가 멍하니 먼 곳을 바라보는 모습이 아빠의 눈에 들어왔다. "알렉스, 숙제는 잘 되어가니?" 아빠가 물었다. "도대체 왜 이런 걸 알아야 하는 거죠? 평생 어디에 쓸 일도 없을 텐데요." 알렉스가 볼멘소리로 말했다.

아빠는 곁에 앉아서 아들에게 차분히 설명해주었다. 언뜻 보기에는 단위원이 쓸모없어 보이더라도 이런 과정을 통해서 뇌가 문제 해결력과 비판적 사고력을 키우는 법을 배울 수 있다고 말해주었다. 이런 능력은 평생 활용하게 될 것이다.

"배우는 법을 배우는 것은 네가 자신을 위해서 해줄 수 있는 가장 중요한 일이란다. 잘 버텨보렴! 나중에 분명히 결실을 얻게 될 거야."

학교가 중요한 진짜 이유

학교와 교육이 10대의 발달에서 중요한 부분을 차지하는 이유는 매우 다양하다. 타인의 관점을 받아들이는 법 배우기, 갈등에 대처하기, 가정 바깥에서 다른 사람들과 건강한 관계를 유지하기 등 사회화 과정의 여러 발달 지표가 학교라는 환경 안에서 달성된다. 또한 학교는 10대가 이전 장에서 언급한 실행 기능 역량을 다듬는 데 도움이 되는 체계적인 환경을 제공한다. 여기에는 어떤 활동에서 다른 활동으로 전환하는 방법, 시간 관리 및 우선순위 설정 등의 스킬이 포함된다.

아울러 청소년기는 자아 성찰과 자기 이해가 깊어지는 시기이기도 하다. 앞에서 설명한 것처럼 두정엽은 10대가 정보를 통합할 수 있도록 돕는다. 다양한 형태의 정보를 처리하고 통합하는 것이 학습의 기본 구성 요소라 할 수 있다. 그리고 청소년기에는 전두엽과 마찬가지로 두정엽 역시 아직 발달하는 중이며 외부 요인에 쉽게 영향을 받는다. 이러한 점을 고려할 때 학교는 10대의 학습 능력 및 비판적 사고력 발달에 지대한 영향을 미치며 이는 앞으로 오랫동안 큰 도움이 될 것이다.

기초 미적분 수업을 듣는 목적이 무엇인지, 셰익스피어의 작품을 읽는 이유가 무엇인지를 이해하지 못하는 학생들이 상당히 많다. 물론 위의 과목과 연관이 있는 특정한 분야에 진출하지 않는다면 이런 정보를 실제로 적용할 일이 거의 없을 수도 있다. 하지만 배우는 법을 배우는 능력은 분명 평생에 걸쳐서 활용하게 될 것이다. 학교는 뇌의 학습 능력과 비판적 사고력, 추론 능력 및 문제 해결력을 지원한다. 10대가 셰익스피어의 작품을 이해하기 위해 애쓰는 동안에 두정엽은 연결 관계를 구축해서 추상적 사고력과 비판적 사고력을 기를 뿐만 아니라 타인의 관점을 받아들이고 공감할 수 있는 능력이 발달할 수 있도록 돕는다.

또한 청소년은 학습 과정을 통해서 고통 감내력을 키울 수 있고 속상한 기분이 들거나 좌절감을 느끼거나 따분할 때 감정을 관리하는 법을 배운다. 게다가 학교에서 10대는 공부 기술을 배울 수 있고 자신의 니즈에 특화된 학습 환경을 조성하는 법을 익힐 수 있다. 예를 들어 아이가 학교 숙제에 집중하려면 배경 소음이 있어야 할까? 아니면 완전히 조용한 상태에서 집중이 더 잘될까? 본인의 학습 스타일을 파악하면 자신의 니즈에 맞게 행동하는 데 도움이 된다.

10대 자녀를 성공으로 이끄는 법

새로운 것을 배우는 일은 10대의 뇌 발달을 돕고 뇌 안의 새로운 연결 관계를 촉진하는 데 유익한 방법 중 하나다. 그런데 의욕 저하, 주의 산만 등 여러 장애물이 학습 과정을 저해할 수 있다. 다음과 같은 방법을 통해서 무질서 및 미루는 습관을 완화할 수 있다.

물리적인 공부 공간을 조성하라. 집 안에 학업 전용 공간을 마련해서 자녀가 책상이 있는 공간은 오로지 공부와 숙제만 하는 장소라고 여기게 만들어라. 그리고 아이가 플래너에 숙제와 프로젝트의 마감 기한을 적어두는 습관을 기를 수 있도록 도와주어라. 화이트보드와 큼직한 달력 등 눈으로 확인할 수 있는 시각 체계화 도구를 활용하는 것도 좋다.

또한 진도가 끝난 단원에 관한 예전 자료와 과제는 별도의 파일에 넣어서 보관한다. 그러면 불필요한 자료 없이 매일 사용하는 폴더를 깨끗하게 유지할 수 있다. 작은 서류함 등 실제로 눈에 보이는 정리 도구를 활용하면 아이가 쉽게 서류를 정리할 수 있고 필요할 때 간편하게 꺼내서 쓸 수 있다.

10분 규칙. 때로는 시작하는 게 가장 어렵다. 그래서 숙제나 시험공부를 시작하지 못하고 도중에 막히는 것이다. 아이가 10분간 타이머를 설정하고 타이머가 울릴 때까지는 다른 것에 주의를 돌리지 않는 원칙을 지키게 해라.

예를 들어 수학 숙제를 시작했는데 휴대폰 알림이 오거나 갑자기 갈증을 느낀다고 가정해보자. 일단 다른 것에 주의를 돌리게 되면 숙제를 할 때마다 첫 시작 단계만 수차례 반복하게 되고 상황이 진전되지 않는다. 처음 10분 동안 주의 집중을 저해하는 일의 목록을 작성해보는 것도 좋다. 타이머가 울린 후에는 잠시 화장실에 다녀오거나 허기를 달래는 등 급히 해결해야 할 신체적 문제를 먼저 처리한다. 그런 문제가 아니라면 과제를 끝낼 때까지 계속 조금씩 해나가고 필요할 때는 주의 집중을 저해하는 일을 적어둔 목록을 활용한다.

하루를 마무리하기 전에 따로 시간을 할애해서 아이가 주의 집중을 저해하는 일들의 목록을 검토하고 친구에게 문자로 답장 보내기, 공연 티켓 예매 등 각 항목을 처리할 수 있도록 해라. 일정한 시간을 설정해서 숙제 모드로 전환하고 다른 일에 주의가 분산되지 않도록 억제하면 집중력을 높일 수 있고 앞으로 나아갈 수 있는 원동력을 얻을 수 있다. 또한 그 당시에는 시급한 일처럼 느껴지더라도 대다수의 경우에는 그렇지 않으며 그런 긴박감은 금세 사라진다는 사실을 아이가 스스로 깨닫는 데도 도움이 된다.

위험한 문제에 대처하기_ 음주 및 약물 복용

두정엽은 촉각, 미각, 통증, 온도 및 몸의 자세와 관련된 새로운 감각에 관여하는 외부 요인과 10대 사이의 장벽 역할을 담당한다. 청소년은 새로운 경험을 추구하는 과정에서 감각을 변화시키는 방법을 시도할 가능성이 크다. 술을 마시면 감각이 둔해져서 기분이 나른해지고 이완되는 기분이 드는 것을 예로 들 수 있다.

적당한 수준의 약물 사용은 기분 좋은 감각의 변화로 이어지기도 하지만 청소년기에 장기적으로 약물을 사용하면 대개 심각한 후유증을 초래한다. 미국 국립알코올남용및중독연구소National Institute on Alcohol Abuse and Alcoholism의 연구 결과에 따르면 대다수의 고등학생은 음주 경험이 있다. 그나마 다행스러운 점은 미국 국립 보건원(NIH)

의 보고에 따르면 청소년의 폭음은 비교적 드문 편이며 가벼운 음주에 그치거나 아예 술을 마시지 않는 청소년이 더 많다는 것이다(여기서 폭음은 두 시간을 기준으로 남성은 평균 다섯 잔, 여성은 네 잔 이상을 마시는 경우를 가리킨다).

이른바 '중용everything in moderation(中庸)'을 실천할 필요가 있다. 청소년기의 과도한 음주는 뇌 발달을 저해한다. 그 결과 전두엽의 크기가 축소되고 청소년기에 발달하는 여러 뇌 부위 사이의 연결 관계가 줄어든다. 장기간에 걸쳐 과도한 음주에 노출된 10대는 집중력 부족, 기억력 감퇴, 충동성 증가 등 다양한 인지 기능 장애를 겪게 된다.

한편 청소년기의 가벼운 음주는 장기적으로 우려할 만한 영향을 미치는 경우가 상대적으로 적은 편이다. 10대의 뇌는 초반에는 음주로 인한 손상에 회복력을 지닌다. 알코올중독연구학회The Research Society on Alcoholism에 따르면 단기적으로 알코올 남용을 경험한 청소년의 뇌 건강은 알코올 남용에 전혀 노출되지 않은 10대와 거의 비슷한 수준이다. 그러나 초반에는 청소년의 뇌가 알코올의 해로운 영향으로부터 보호를 받는다고 해도 알코올 중독과 관련된 10대의 행동은 그렇지 않다. 이전에 살펴본 것처럼 10대는 위험한 행동에 관여하는 경향이 있고 알코올은 의사결정을 방해하며 위험에 대한 인지를 저해하므로 위험을 감수할 가능성이 더 높아진다.

다행히 청소년의 알코올 섭취는 줄어들고 있다. 그런데 최근 몇

년간 10대의 음주율 및 흡연율이 감소한 반면 마리화나 사용은 비슷한 수준을 유지한다. 마리화나는 대다수의 청소년이 처음으로 시도하는 약물이며 그들은 마리화나가 건강을 위협한다고 생각하지 않는다. 그런데 이와는 정반대로 마리화나가 청소년의 우울증 및 자살사고(自殺思考) 위험의 증가와 연관이 있다는 증거가 존재한다.

물론 다른 정신질환과 마찬가지로 우울증의 원인은 매우 다양하며 마리화나 사용 등의 한 가지 원인으로 귀결되지는 않는다. 또한 마리화나와 우울증 사이에 인과관계가 성립하는 것은 아니다. 즉, 마리화나가 10대의 우울증을 유발한다는 증거는 없으며 오히려 우울증에 걸린 10대가 마리화나도 사용할 가능성이 더 높다고 할 수 있다. 알코올과 마찬가지로 마리화나의 지속적인 사용은 청소년의 뇌 발달을 해치고 뇌 성장을 저해할 수 있다. 그 결과 기억력 및 집중력 상실, 비판적 사고력 감퇴 등 인지 기능이 떨어질 수 있다.

또한 유전적으로 정신질환에 걸릴 위험이 더 높은 10대의 경우에는 마리화나 사용 이후에 정신질환이 발병할 가능성이 더 높다. 마리화나가 뇌 안의 환각 유발 활동에 상호 영향을 미치기 때문이다. 청소년이 아편유사제opioid, 코카인, (흔히 엑스터시로 알려져 있는) MDMA 등 다른 약물을 사용하면 뇌에 훨씬 더 해로운 영향을 미치고 중독성이 강하기 때문에 더욱 심각한 후유증을 초래한다는 것이 밝혀진 바 있다. 특히 아편유사제는 중독성이 매우 강하며 과다 복용 및 사망 위험을 높인다.

〈미국 의학협회지The Journal of the American Medical Association(JAMA)〉에 게재된 연구 결과에 따르면 10대의 헤로인 관련 사망률은 1999년에서 2016년까지 무려 400% 이상 증가했다. 근래에 〈중독 질환 저널Journal of Addictive Diseases〉에 발표된 연구 결과를 살펴보면 청소년의 아편유사제 오용이 감소하고 있다는 최근의 데이터에도 불구하고 과다 복용이 지속적으로 증가하고 있다. 이는 10대가 그저 호기심에 아편유사제를 접하고 제한적으로 또는 드물게 복용한다 해도 과다 복용의 위험이 더욱 커진다는 것을 시사한다. 청소년기의 코카인 사용은 학습장애와 연관이 있고 MDMA는 기분, 행동 및 인지 기능의 장기적 변화와 관련이 있다.

장기간에 걸친 과도한 음주 및 마리화나 사용은 10대의 뇌에 대체로 해로운 영향을 미친다. 그 시기에 꼭 필요한 발달을 저해하기 때문이다. 최소한으로 드물게 음주 및 마리화나를 시도하는 경우에는 10대의 뇌 발달에 악영향을 미칠 가능성이 상대적으로 적은 편이다. 그러나 아편유사제, 코카인, MDMA는 그렇지 않다. 이들 약물은 일회성으로 사용하거나 호기심에 시도하더라도 사망 등 치명적인 결과를 초래할 수 있다. 부모는 10대 자녀가 약물을 사용하는 이유에 유념할 필요가 있다. 혹시 힘겨운 감정을 해결하기 위한 대응기제로 약물을 사용하는 것은 아닌지 알아야 한다.

양육을 위한 팁

약물 오용에서 10대 자녀를 **보호**하는 방법

약물 오용 등 특정 행동의 위험성에 대해서 자녀와 이야기를 나누는 것만으로는 충분한 억제 효과를 얻을 수 없다. 위험 감수에 대한 10대의 허용도가 높기 때문이다. 하지만 향정신성 약물의 사용에 관해서는 자녀가 올바른 결정을 내릴 수 있도록 지원할 필요가 있다.

알 권리. 성인들은 가끔 술을 마시고 부모 역시 저녁 식사나 파티에서 맥주 한 잔을 마실 수도 있지만, 적당한 수준의 음주가 성인의 뇌에는 최소한의 영향을 미치는 반면에 10대가 같은 양의 술을 마시면 뇌 발달에 악영향을 초래한다. 이러한 사실을 자녀에게 알려주어라.

약물 남용이 10대의 뇌에 미치는 영향에 대한 정보를 제공하고 청소년기 이후에도 지속될 가능성이 있는 장기적 후유증의 위험에 대해 설명해준다. 공포 전술이 10대의 약물 남용 예방에 효과가 있는지는 입증된 바가 없으므로 겁을 주는 것보다는 아이에게 관련 지식을 제공하는 것이 바람직하다.

적극적인 대처 기술. 간혹 어려운 감정에 대한 대처 능력이 부족해 약물을 남용하는 경우가 있다. 아이가 스스로 힘겨운 감정을 견디고 다룰 수 있다는 자신감을 얻을 수 있도록 지원하면 무감각해지기 위한 방편으로 약물에 의존할 가능성을 줄이거나 없앨 수 있다. 아이의 감정을 있는 그대로 받아들이고 인정해주고, 감정은 일시적이며 현재의 괴로움이 영원히 지속되지는 않는다는 사실을 깨달을 수 있도록 도와준다. 그러면 자녀가 약물을 사용해 감정을 억누를 방법을 찾는 대신에 건강한 대처 기술을 기를 수 있는 토대를 얻게 될 것이다.

또래 친구들과 목적의식이 있는 관계를 형성하도록 지원하라. 또래 친구의 영향은 청소년의 약물 사용 및 오용과 밀접한 관련이 있다. 스포츠팀, 학교 클럽, 주말 봉사활동, 아르바이트 등 자녀가 또래 친구들과 목적의식이 있는 관계를 형성할 기회를 제공할 수 있도록 노력하라. 그러면 약물 사용을 중심으로 하지 않는 대안적 또래 관계를 얻을 수 있다. 스포츠 경기에서 승리하거나 학교에서 연극 공연을 무대에 올리는 것처럼 성취 지향적인 활동에 중점을 두는 관계가 형성된다면 아이가 목표를 달성하고 감정을 처리하는 능력을 저해하는 약물을 사용할 가능성이 줄어들 것이다.

두정엽 손상이 미치는 영향

두정엽은 전두엽 바로 뒤에 위치한 덕분에 정면충돌에 의한 손상으로부터 비교적 안전한 편이다. 그렇다고 해서 손상의 위험을 완전히 배제할 수는 없다. 두정엽 손상을 빈번하게 유발하는 주요 요인으로는 교통사고와 총기가 있다. 일반적으로 손상에 따른 영향과 후유증은 두정엽의 어느 부위에 손상을 입었는지에 따라 다르다. 전두엽과 비교할 때 두정엽은 보다 기본적인 동작을 관장하므로 뇌의 이 부위에 손상을 입게 되면 일상적인 활동을 수행하는 데 더욱 심각한 기능적 문제가 발생할 수 있다.

두정엽은 감각 정보에 관여하므로 두정엽이 손상되면 신체적 감각의 기능이 제한될 수도 있다. 예를 들어 두정엽에 손상을 입은 사람은 어떤 물체의 표면이 뜨거운지 차가운지를 구별하지 못할 수도 있고 축구공을 차는 것과 같은 협응 동작을 하기가 어려울 수도 있다. 또한 두정엽은 시각 정보의 처리, 특히 깊이지각depth perception에 관여하며 뇌 손상이 이러한 측면에 영향을 줄 수 있다. 깊이지각은 차량 운전 등의 활동에 필수적인 능력이다. 두정엽이 손상되면 물을 마시려고 손을 뻗는 것처럼 의도적인 동작을 계획하는 데 어려움을 겪게 된다. 아울러 읽기와 관련된 시각 정보를 처리하고 낱개의 글자들을 전체 단어의 일부로 파악하기가 어려워진다. 특히 언어 발달을 관장하는 좌측 두정엽에 손상을 입은 사람들은 종종 단어가 잘 떠오르지 않고 구음(構音)장애 등 글쓰기와 관련된 애로사항 및 일반 언어장애를 겪는다. 양측 두정엽에 손상이 발생하면 아침에 옷을 입거나 신발 끈을 묶는 것처럼 예전에는 능숙했던 행동에 문제가 생길 수 있다. 심각한 경우에는 두정엽 손상으로 인해서 자기도 모르게 신체 또는 주변 환경의 한쪽 부분을 무시하게 되기도 한다(편측 무시). 저녁 식사를 할 때 접시의 한쪽 부분에 있는 음식을 알아차리지 못하거나 얼굴의 한편에만 화장을 하거나 시각 반구의 한쪽에 위치한 물체를 인지하지 못하는 상황이 발생한다.

비나의 성공 사례

불면증으로 인한 약물 오용

5남매 중 첫째인 비나는 다섯 살 때 미국으로 이주했다. 부모님은 아이들에게 항상 근면 성실을 강조했고 학업 성취에 대한 기준이 비교적 엄격했다. 모범생인 비나는 즐겁게 학교에 다니는 편이었지만, 고등학교 2학년이 되어 대학 지원을 고려할 시기가 되자 미래에 대한 걱정 때문에 쉽게 밤잠을 이루지 못했다. 낮에 피로감이 점점 심해졌기 때문에 학교생활을 잘하려면 밤에 잠을 푹 잘 수 있도록 해결책을 찾아야 한다는 생각에 집착하게 되었다.

비나는 친구에게 요즘 밤잠을 잘 못 잔다며 고민을 털어놓았는데 그 이야기를 들은 친구는 잠자리에 들기 전에 마리화나를 피우면 긴장이 완화되는 데 도움이 될 거라고 말했다. 비나는 그다음 주말에 친구와 함께 약간의 마리화나를 시도해보았고 진정 효과를 경험했다. 그래서 매일 밤 마리화나를 피우는 도구를 챙겨서 몰래 외출하게 되었다. 그러던 어느 날 저녁, 그 모습을 남동생에게 들켰고 남동생은 바로 부모님께 말씀드렸다. 부모가 어떻게 된 일이냐고 묻자 비나는 부끄럽고 창피한 기분이 들었다. 마리화나 외에는 잠을 푹 잘 수 있는 방법을 찾지 못해서 마음이 절박했다고 변명했다.

부모는 처음에는 격분했고 무력감을 느꼈다. 어떻게 우리 딸이 약물을 접하게 되었는지 이해할 수가 없었고 부모 몰래 다른 약물도 사용했을까 봐 두려웠다. 최악의 선택지를 상상했고, 그런 다음에야 잠을 못 자는 문제에 관해서 비나와 이야기를 나눌 수 있었다.

부모는 학교의 상담교사에게 연락했고 심리치료사를 소개받았다. 비나는 매주 상담을 받게 되었고 심리치료사는 약물에 의존하지 않고도 걱정을 잠재우고 수면 장애에 대처할 수 있는 긴장 완화법과 대처법을 알려주었다. 시간이 흐르고 비나는 예전의 수면 패턴을 되찾았다. 좀처럼 잠들기 어려운 날에는 상담 때 배웠던 대처법을 다시 시도했고 이제는 스스로 문제를 해결할 수 있다는 자신감을 얻게 되었다.

부모는 딸이 자신의 감정을 살펴볼 수 있도록 여유를 주는 동시에 딸의 수면 습관과 평소의 스트레스 수준을 주기적으로 확인하는 데 신경 썼다. 힘든 상황으로 어려움을 겪기는 했지만 궁극적으로 이 일을 계기로 비나와 부모의 관계가 더욱 가까워졌다. 이제 비나는 혼자서 어려운 문제를 해결해야 한다고 생각하는 대신 전보다 훨씬 편안한 마음으로 자신의 불안과 걱정을 표현하고 주변의 도움을 구할 수 있게 되었다.

핵심 요약

이 장에서는 감각 영역인 두정엽과 두정엽이 수행하는 다양한 기능(감각 통합, 협응 동작, 집중력 및 학습 등)을 살펴보았다. 아울러 발달 과정을 거치고 있는 두정엽이 10대의 행동에 어떤 영향을 미치는지에 관해서도 알아보았다.

✦ **10대의 행동은 한동안 서툴고 어설플 것이다.** 두정엽이 계속 발달하고 있는 시기이기 때문이다. 공간지각능력과 신체 운동이 아직 완전히 발달하지 않은 상태이므로 냉장고 문을 닫거나 농구 슛을 하려면 힘이 얼마나 필요한지를 제대로 가늠하지 못한다. 연습을 거듭할수록 현재 발달 중인 뇌의 연결 관계가 더욱 강화되며 정제된

움직임과 협응 동작을 지원할 수 있게 된다. 또한 지도를 활용하고 스스로 길을 찾을 기회를 주는 것도 공간지각능력 향상에 도움이 된다.

✦ **두정엽은 공간지각능력, 주의 집중, 멀티태스킹에 모두 관여한다**. 이 세 가지는 안전 운전에 매우 중요한 역할을 담당한다. 10대는 테크놀로지와 친구들, 그리고 뇌의 발달 과정으로 인해 부주의한 운전의 위험에 노출되어 있다. 공간지각능력과 집중력을 뒷받침하는 행동이 상당한 수준으로 발달하기 전까지는 차 안에서 주의를 산만하게 하는 요인을 최소한으로 줄여라.

✦ **학교에서 얻을 수 있는 중요한 수확은 '배우는 법을 배우는 것'이다**. 어떤 숙제는 하기 싫어하고 어떤 수업은 쓸데없다고 투덜거리더라도 학교에서의 지속적인 학습을 통해서 뇌의 연결 관계가 발달한다는 점을 아이에게 일깨워주어라.

✦ **10대는 새로운 경험을 추구하려는 욕구가 강하다**. 이 때문에 약물 사용을 통한 감각 자극에 빠질 수 있다. 가끔 가벼운 음주를 하거나 마리화나를 사용하는 것은 장기적으로 거의 악영향을 미치지 않으나 펜타닐 등 치명적인 합성 약물이 포함되었을 가능성이 있는

약물들은 매우 위험하다. 자녀가 호기심 때문이 아니라 다른 이유로 약물을 찾을 수 있다는 점을 인지하고 필요시에는 전문가의 도움을 구하라.

✦ **두정엽 손상은 의도적인 동작, 언어, 시각 인식, 감각을 통한 경험 등 일상생활의 기능 수행에 악영향을 미칠 수 있다**. 또한 집중력을 유지하거나 필요할 때 집중력을 전환하는 능력을 저해할 수 있다.

3장 위험 영역

10대의 측두엽과 후두엽 속으로

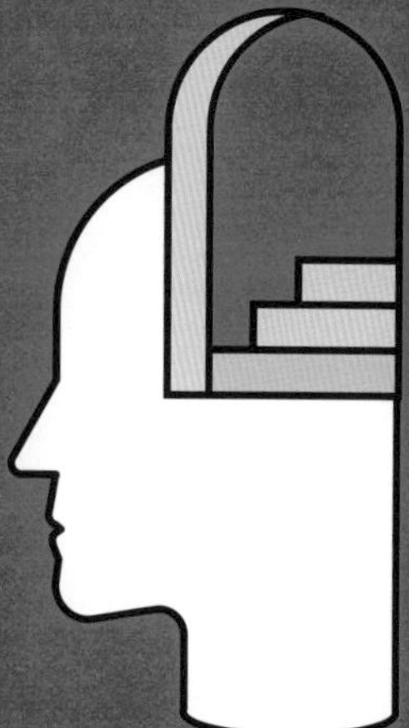

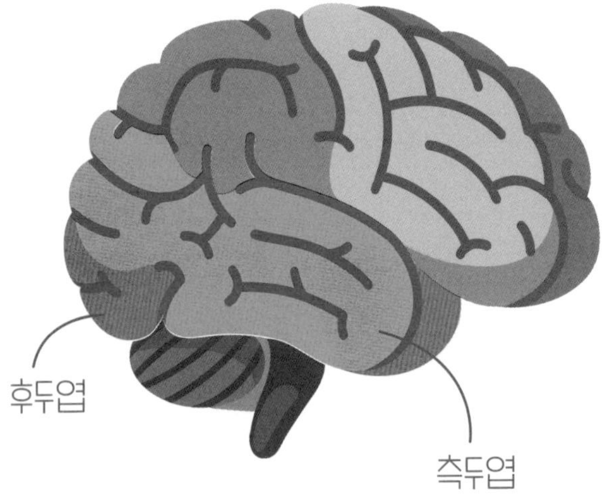
후두엽
측두엽

이 장에서는 측두엽과 후두엽에 관해서 알아보자. 뇌의 이 영역에서는 감정, 언어, 기억 및 청각 정보와 시각 정보가 처리된다. 두정엽과 전두엽에 인접한 측두엽에는 변연계limbic system(邊緣系)라고 불리는 감정 처리 중추가 포함된다. 또한 여기에는 학습 및 장기 기억 저장에 핵심적인 역할을 담당하는 해마hippocampus(海馬)와 구어(口語)를 파악하고 이해하는 데 도움을 주는 언어 처리 중추도 있다.

그 옆에는 후두엽이 있는데 목덜미 바로 위쪽에 있는 뇌의 뒤편에 위치한다. 여기에는 대부분의 시각 정보를 처리하는 일차 시각피질이 있다. 뇌의 이 영역은 깊이, 거리 및 색상을 해석하며 동작을 감지하고 사물 및 친숙한 사람들의 얼굴을 알아볼 수 있게 해준다.

앞에서 살펴본 것처럼 10대는 수많은 강렬한 감정을 겪고 있고 새로운 강도의 감정을 다루는 법을 배우는 중이다. 이는 대개 측두엽 내의 감정 중추의 발달에서 기인한다. 측두엽은 감정 처리를 지원하며 특히 두려움 및 불안과 관련된 감정에 관여한다.

아울러 측두엽은 우리가 감정을 통해서 세상을 알아갈 수 있도록 돕는다. 무엇이 우리의 마음을 사로잡고 흥분하게 하고 겁먹게 하거나 혐오감이 들게 할까? 인생의 다음 단계를 위한 결정을 내릴 때는 감정이 우리를 이끌어준다. 또한 우리는 측두엽의 감정 중추와 전두엽의 의사결정 중추 사이의 연결 관계에 의지한다. 청소년기에는 이러한 연결 관계가 아직 완전하게 발달하지 않은 상태이기 때문에 의사결정이 변덕스럽고 예측 불가능한 면이 있다.

이 장에서는 다음과 같은 사항에 대해서 알아보자.

✧✦✧

- ✦ **후두엽과 측두엽이 소셜미디어 사용과 어떤 관련이 있는지** 및 10대가 소셜미디어를 건전하게 사용할 수 있도록 지원하는 방안

- ✦ **10대의 극심한 감정 기복에 측두엽이 어떤 역할을 하는지** 및 10대가 자신의 감정을 이해하고 표현할 수 있도록 지원하는 방안

- ✦ **후두엽과 측두엽**이 콘서트, 비디오 게임 등 **엔터테인먼트를 어떻게 처리하는지** 및 10대 자녀의 관심사와 활동을 교류하는 데 도움이 되는 팁

- ✦ **10대의 측두엽 내 스트레스의 근원** 및 자녀의 정신 건강에 도움을 줄 수 있는 방안

- ✦ **10대의 성 정체성 및 젠더 정체성과 관련된 측두엽의 역할** 및 젠더 정체성과 안전한 성에 대해서 자녀와 이야기하는 데 도움이 되는 팁

- ✦ **측두엽 또는 후두엽에 손상을 유발하는 원인** 및 그 결과

라스와 제이콥의 성공 사례

소셜미디어에 열광하는 10대

나는 부모가 함께 참여한 가족 상담에서 제이콥과 라스 형제를 처음 만났다. 부모는 두 아들의 건강과 행복에 대해 근심이 깊었는데 특히 사람들을 피하고 움츠러드는 성격을 보이는 제이콥에 대해서 걱정이 컸다. 형제는 부모가 "강압적이고 우리를 신뢰하지 않는다"며 불만을 토로했다. 제이콥은 "휴대폰 사용이 허용되지 않기 때문에 친구에게서 멀어지는 기분이 든다"고 이야기했다.

부모는 처음에는 방어적인 태도를 보였고 아들들이 휴대폰에 중독되어서 걱정됐다고 말했다. 아이들이 휴대폰 사용 규칙을 어겼기 때문에 소셜미디어 사용을 제한하는 소프트웨어를 설치할 수밖에 없었다고 했다. 가족 내의 긴장과 갈등이 최고조에 달했고 앞으로 어떤 방향으로 나아가야 할지 그 누구도 합의를 이루어내지 못할 것만 같았다.

이후 수차례에 걸친 상담을 통해 가족의 단합을 도모하고 잃어버린 신뢰를 다시 쌓기 위해서 애썼다. 제이콥과 라스는 서서히 휴대폰 사용 특권을 다시 얻어낼 수 있도록 계획을 세웠고 부모 역시 아이들에게 다시 존경받을 수 있도록 계획을 수립했다. 나는 아이들이 거의 끊임없이 전자기기를 사용하는 모습이 부모 입장에서는 낯설어 보일지라도 또래 친구들과 어울리고 연락을 주고받을 필요가 있다는 사실을 공감해야 한다고 부모를 설득했다.

10대 자녀는 해야 할 일을 해나가는 것과 전자기기의 알림을 확인하려는 욕구 사이에서 균형을 잡아야 한다. 상담이 끝나갈 무렵 가족은 신뢰, 투명성, 연결 관계, 경계, 그리고 존중이 모두 서로 이어져 있음을 다시 돌아보았다. 모든 가족 구성원이 상대방을 믿고 상대방으로부터 신뢰를 받고 서로 유대감을 느끼고 싶어 한다는 것을 느끼게 되었다.

소셜미디어와 자기표현

10대 자녀는 또래 친구들 및 문화 트렌드의 방대한 네트워크가 담겨 있는 스마트폰을 늘 끼고 사는 것만 같다. 청소년기에는 또래 친구들과의 관계가 가장 중요하며 소셜미디어는 친구 관계를 형성하고 유지하는 주요 통로 역할을 한다. 10대는 측두엽의 변연계 영역이 아직 발달하는 중이므로 타인의 평가와 비판에 특히 예민하게 반응한다. 따라서 또래 친구들의 피드백을 확인하기 위해서 소셜미디어 계정에 자주 접속한다.

10대는 소셜 피드백을 통해서 얻은 정보를 바탕으로 자기 자신을 이해하고 자신의 새로운 성격을 파악한다. 그러나 소셜미디어 열람은 악영향을 유발하기도 한다. 예를 들어 사회적 비교 때문에 자기 자신과 본인의 신체상 body image(身體像)에 속상한 기분이 들 수도 있다. 소셜미디어에는 조작과 필터링, 사진 편집을 거친 비현실적인 이미지들이 넘쳐난다. 이처럼 중력과 생리학의 법칙을 거스르는 이미지들은 아름다움과 매력의 왜곡된 기준을 보여준다.

현대사회에서 10대는 주로 시각 매체를 통해 자기 자신을 표현하는 법을 배운다. 소셜미디어 중에는 짤막한 맞춤형 영상 콘텐츠를 통해서 특히 후두엽의 시각피질을 자극하는 형태로 이루어진 것이 많다. 소셜미디어는 이미지 또는 배경에 적용 가능한 수많은 필터와 기능을 제공해 10대가 다양한 페르소나와 스타일을 시도해볼 수 있도록 지원한다. 셀피 또는 셀프 동영상을 찍을 때마다 10대는 정체성을 만들어내고 또래들과 공유해서 인정과 수용을 얻고 싶어 한다.

또한 10대는 소셜미디어를 통해 거의 끊임없이 타인과 소통할 수 있고 또래 친구들을 직접 만나지 않더라도 소속감과 유대 관계를 강화할 수 있다. 뇌 영상 연구를 통해 알 수 있듯, 10대가 본인의 사진을 포스팅했을 때 또래 친구들에게 관심을 받게 되면 측두엽과 후두엽이 활성화된다. 또래 친구들이 자신의 자기표현을 인정하고 수용하면 10대는 더욱 강렬한 감정적 반응을 나타내며 자신의 이미지에 더욱 큰 관심을 기울이게 된다.

그리고 10대는 외로움을 느낄 때 소셜미디어를 사용할 가능성이 크다. 소셜미디어가 단지 엔터테인먼트의 일종이 아니라 중요한 형태의 사회적 관계라는 점을 보여준다. 〈응용발달심리학 저널Journal of Applied Developmental Psychology〉에 실린 연구에 따르면 자존감이 낮은 10대는 사람들에게 피드백과 지지를 받고 싶은 마음에 자신의 내밀한 감정이나 약점으로 여겨지는 부분을 소셜미디어에 과도하게 드러낼 가능성이 더 크다. 10대가 자신감 있는 정체성을 형성하려면 소셜미디어를 통한 자기 노출을 넘어선 대처 기술을 익히는 것이 중요하다.

10대 자녀에게 **건전한 소셜미디어** 사용에 대해 **이야기**하는 법

소셜미디어는 모든 사람에게 일상의 일부지만 10대에게는 더욱 그렇다. 부모는 10대 자녀의 사회생활에서 소셜미디어가 차지하는 중요성을 인정하고 그 역할을 이해해야 한다. 또한 소셜미디어가 어떤 긍정적인 영향과 부정적인 영향을 미치는지를 되돌아볼 수 있도록 아이들을 독려할 필요가 있다.

관심을 가져라. 10대가 사용하는 모든 소셜미디어 앱을 파악하고 확인하기란 불가능하다. 하지만 부모가 지속적인 관심을 보이고 10대가 어떻게 테크놀로지를 활용해 타인과 소통하는지에 대한 지식을 갖추는 것이 중요하다. 사용을 제한하는 프로그램 등이 10대의 소셜미디어 사용을 줄이는 효과가 있는지 입증된 바는 없다. 대신 가족 간의 긴장 및 갈등 고조로 이어진다.

자녀가 어떤 소셜미디어 프로그램을 어떻게 사용하는지에 대해 대화를 나누어보자. 어떤 정보를 누구와 공유하는가? 자녀가 교류하는 사람들을 소셜미디어 밖에서도 알고 있는가? 소셜미디어를 사용한 후에는 어떤 기분이 들까? 자기 모습이 불안하거나 불편한 기분이 들기도 할까? 일단 소셜미디어를 통해 정보를 공유하면 정보를 보는 사람을 통제할 수 없다는 사실을 자녀에게 일깨워줄 필요가 있다. 또한 소셜미디어 속 세상은 실제 현실이 아니라는 것도 알려주어야 한다. 자기 자신의 모습을 온라인 속 이미지와 비교하는 것은 어불성설이다.

마음 챙김을 늘려라. 본인의 마음을 잘 챙기고 지금의 자기 자신, 본인의 감정, 행동 및 생각을 지나치게 비판적으로 의식하지 않는 청소년은 괴로운 감정을 해소하기 위한 수단으로 소셜미디어에 의존할 가능성이 상대적으로 더 적다. 함께 심호흡을 하거나 점진적 근육 이완법을 연습하는 등 더욱 적극적인 접근 방식으로 자녀의 마음 챙김을 보살펴주어라.

아이가 일단 멈추고Stop, 심호흡하고Take a breath, 현재의 감정을 관찰하고Observe what they're feeling, 스스로 판단하고 확인한 후에 진행할 수 있도록Proceed after evaluating and checking in with themself 부모가 STOP 훈련법을 가르쳐주자. 마음 챙김을 바탕으로 스트레스를 줄이는 방법은 자기 인식을 제고하고 소셜미디어 사용과 관련된 의사결정을 개선하는 데 도움이 된다.

모범을 보여라. 성인 역시 테크놀로지 중독에서 자유로운 것은 아니다. 스냅챗에서 친구들과 수다를 떠는 게 아니라 이메일을 확인한다 해도 10대 자녀의 눈에는 결국 똑같은 행동으로 보인다. 부모가 휴대폰을 사용하는 모습을 본 아이는 자기도 휴대폰을 사용해도 된다며 스스로 허용한다. 특히 식사 시간과 취침 시간에 전자기기 사용을 제한하는 규칙을 세울 필요가 있다.

자녀와 함께 보내는 시간에는 온전히 현재에 충실할 수 있도록 노력하라. 물론 아이 앞에서 이메일을 확인하거나 문자를 보내지 말라는 뜻은 아니지만, 오늘 하루는 어떻게 보냈는지 물어보거나 아이가 저녁 식사 준비를 돕게 하는 등 유대감을 강화하는 시간을 마련하는 데 우선순위를 두어라. 가족과 함께 시간을 보내는 동안에는 휴대폰을 확인하고 싶은 충동을 되도록 자제하라.

감정의 롤러코스터에 갇히다

전두엽을 다룬 1장에서는 10대의 성격 발달에 대해 알아보았다. 10대의 감정 기복과 이러한 현상이 서로 다른 속도로 성숙하는 뇌 영역과 어떤 관련이 있는지에 대해서 살펴보았다. 측두엽의 변연계는 뇌에서 감정을 관장하는 핵심 영역이다. 그런데 이 영역은 신중한 의사결정을 지원하는 전두엽과 직접적으로 연결되어 있다. 즉, 비판적 사고능력과 감정 둘 다 의사결정을 지원한다.

가령 자녀가 여자친구와 다툰 뒤 집에 와서 유난히 속상해하며 여자친구와 헤어졌다는 말을 한다고 가정해보자. 불과 어젯밤까지만 해도 부모가 취침 시간에 '불 끄고 휴대폰 전원 끄기' 규칙을 시행할 때까지 둘이서 몇 시간이나 전화 통화를 하면서 웃고 떠들었는데 말이다. 부모 입장에서 볼 때는 갑작스러운 결정으로 여겨져서 아이에게 충분한 시간을 가지고 찬찬히 재고해보라고 권유한다.

이렇게 자녀에게 조언을 건넬 때 부모는 본인의 전두엽과 측두엽 사이에 튼튼하게 구축되어 있는 연결 관계를 활성화한다. 성인의 뇌에서는 전두엽과 측두엽이 긴밀하게 협력해서 중요한 결정을 내린다. 자녀의 상처와 고통을 받아들이고 이해하는 동시에 이런 고통이 일시적이라는 점을 판단한다. 부모는 아이가 곰곰이 돌이켜 보고 어느 정도 기분이 나아지면 헤어지기로 한 결정을 후회하게 될 거라고 생각한다. 뇌 영역 사이의 연결 관계가 아직 형성되고 있는 중이므로 청소년은 종종 순간적인 기분에 따라 충동적인 결정을 내리기도 한다. 그러면 부모가 자녀의 변덕스러운 결정과 감정 기복을 따라가느라 힘이 들 것이다.

또한 변연계에는 기억 발달에 관여하는 해마가 있다. 대부분의 기억이 감정적인 연결 관계를 지니는 것도 이 때문이다. 우리는 신나고 즐거웠던 일이나 기분이 상당히 가라앉게 만들었던 일을 기억할 가능성이 더 크다. 아울러 이는 10대가 상황과 관계에서 의미를 만들어내고 세계관을 형성하는 데 도움을 준다. 특정한 상황이나 사람으로 인해 어떤 감정을 느꼈는지를 이해하고 상기하는 것은 긍정적인 상황을 찾아내거나 부정적인 상황을 피할 수 있도록 우리의 행동을 이끄는 데 도움이 된다.

10대의 측두엽은 아직 발달 과정을 거치고 있으며 그들은 과거의 경험을 돌이켜 보고 그동안 배운 것들을 활용해 앞으로 더 나은 결정을 내리는 능력을 키우는 중이다. 위에서 예로 든 결별 시나리오의 경우에 10대는 의사결정을 지원하는 감정과 기억을 처리하는 지적 능력이 부족할 뿐 아니라 성인에 비해 경험의 양이 훨씬 적다. 따라서 돌이켜 볼 만한 기억들이 모여 있는 저장소가 훨씬 더 작다. 종종 10대가 현재의 감정을 바탕으로 결정을 내리고 즉각적인 보상이나 안도감을 제공하는 행동을 하는 것도 이런 이유에서다.

양육을 위한 팁

10대 자녀가 **감정**을 **이해하고 표현**할 수 있도록 돕는 법

글로 기록하라. 강렬한 감정을 느낄 때는 평소처럼 명확하게 생각할 수 없다. 왜 그런 감정을 느끼는지는 고사하고 우리가 지금 느끼는 감정이 무엇인지조차 구체적으로 표현하기가 어렵다. 10대의 경우에는 이런 모습이 특히 두드러지는데, 뇌에서 비판적 사고를 담당하는 중추에 비해서 감정을 관장하는 핵심 영역은 아직 발달을 거치는 중이기 때문이다. 예를 들어 "무슨 일이니?"라고 물었는데 아이가 어쩔 줄 몰라 하고 자기 자신을 표현하는 데 어려움을 겪고 있다고 상상해보자. 그럴 때는 종이와 펜을 준비해서 아이에게 내밀한 속마음을 일기처럼 적어보라고 권해보자.

글을 쓰면 감정에 의해 더욱 활성화되는 변연계에서 언어에 의해 더욱 활성화되는 전두엽 및 측두엽의 다른 영역으로 초점을 옮기는 데 도움이 된다.

10대는 마음을 짓누르는 문제에 대해서 일기를 쓰면 좋다. 그러면 상황을 재평가하고 무엇이 자신의 감정을 촉발하는지를 더욱 뚜렷하게 이해하는 데 도움이 된다. 부모는 자녀가 감정에 이름을 붙일 수 있도록 지원함으로써 정서 지능을 북돋울 수 있다. 감정 중추에서 비판적 사고 중추로 활성화 상태를 전환할 수 있도록 돕는 것이다.

자기 자신의 모습을 돌아보아라. 여러분은 자기 자신의 감정을 얼마나 잘 이해하고 표현하는가? 사람들은 누구나 타인을 관찰함으로써 간접경험을 통해 배운다. 따라서 10대가 어떻게 감정을 표현하는지를 가장 잘 보여주는 지표는 가정에서 다른 가족 구성원들이 감정을 표현하는 방식이다. 여러분은 가정의 갈등을 어떻게 다루는가? 충돌이 자주 발생하는가? 아니면 그런 문제는 조용히 처리하도록 제한하는가?

갈등에 대처하는 방법과 관련해 어떻게 하면 자녀에게 모범을 보일 수 있을지 생각해보아라. 건강한 방식으로 어려운 감정을 다루고 표현하는 법을 직접 본 적이 없는 아이들은 자신의 감정을 내재화할 가능성이 더욱 크다. 억눌린 감정은 주변으로 터져 나올 수 있고 결과적으로 불안, 우울, 자존감 하락, 섭식장애 등으로 이어질 수 있다. 아니면 언어 또는 물리적 공격, 반항이나 파괴 등 소동을 일으킴으로써 억눌린 감정을 투사하거나 외재화할 수도 있다.

우선 자신의 감정에 이름을 붙이는 것부터 시작해보기 바란다. 그리고 어떤 상황에서 특정한 방식으로 반응하는 이유가 무엇인지 자문해보아라. 외로울 때 화가 나거나 슬퍼하는 반응을 보이는가? 감당하기 힘겨운 기분이 들 때 다른 사람들의 도움에 의지하는가? 아니면 사람들을 밀어내는 편인가? 이렇게 통찰력을 얻을 수 있는 질문들을 던져보아라. 전문적인 도움을 통해서 자신의 감정 반응을 자세히 살펴보는 방안도 고려해보아라.

사이먼의 성공 사례

알 수 없는 미래에 맞서다

고등학생인 사이먼이 사회적 불안과 가정에서의 문제 때문에 나를 찾아온 적이 있다. 이야기를 들어보니 암 환자인 어머니는 자주 치료를 받으러 다녀야 했고 아버지 역시 집에 있을 수 없는 상황이었다. 사이먼은 조부모의 집 근처에 살았고 부모가 집을 비울 때면 조부모와 함께 지냈다. 그런데 조부모는 모국어가 영어가 아니었고 미국에서 태어난 사이먼은 집안 식구들이 쓰는 언어를 유창하게 구사하지 못했다. 따라서 제한적인 의사소통만 가능한 상태였다.

사이먼은 사회적 상황에서 스스로에 대한 확신이 부족할 때가 많았고 병을 앓고 있는 어머니에 대한 걱정이 컸다. 가족에게 부담을 주고 싶지는 않았지만 이야기를 나눌 수 있는 사람이 아무도 없는 것만 같은 기분이 들었다.

하루는 상담 시간에 평소와는 달리 요가를 시도해보았다. 사이먼은 요가를 해본 적이 없어서 처음에는 거부했지만 내가 같이 요가를 한다면 자기도 한번 해보겠다고 했다. 요가를 해보니 말로 표현하는 대신에 동작과 호흡을 통해서 몸의 곳곳에 쌓인 스트레스를 해소할 수 있었다. 그는 신체적으로 불편한 자세를 유지하는 법을 배웠고 호흡에 집중함으로써 불편함을 참아내는 법을 익혔다.

그 이후에 사이먼은 집에서도 요가 연습을 하게 되었고 감당하기 힘든 기분이 들거나 불안할 때 요가를 했다. 수많은 생각으로 머리가 어지러울 때는 내가 가르쳐준 인지 행동 요법을 활용해 불안과 자기 회의에 대처했다. 새로 시작한 요가를 통해서 사이먼은 인생의 알 수 없는 일에 스스로 대처할 수 있는 역량을 지니고 있다는 믿음을 갖게 되었고 이런 믿음은 그의 여정에 지속적인 영향을 미치게 되었다.

시끄러운 **음악**과
비디오 게임
이면의 과학

잠시 시간을 내서 여러분이 가장 좋아하는 노래를 틀어보거나 크게 따라불러 보자. 기분이 달라지는 게 느껴지는가? 어쩌면 고개를 끄덕이거나 발로 장단을 맞췄을지도 모르겠다. 음악은 기원 이래로 언제나 인류의 일부였고 우리에게 본질적인 즐거움을 선사한다. 뇌 영상에 관한 연구에 따르면 음악을 들을 때 소리를 처리하는 뇌 영역인 측두엽의 청각피질이 활성화되며 측두엽의 감정 처리 중추 역시 활성화된다. 우리가 좋아하는 음악을 들으면 긍정적인 감정 반응이 나타나고 보상 체계가 활성화되며 도파민이라는 신경전달물질이 분비된다.

앞에서 언급한 것처럼 10대는 보상에 특히 민감하게 반응한다.

실제로 10대는 성인과 비교할 때 보상을 제공하는 일을 더욱 강렬하게 경험한다. 10대의 뇌는 독립을 촉진하는 새로운 경험을 찾아 나서는 쪽으로 편향되어 있기 때문이다. 따라서 10대는 감정 및 뇌의 보상 체계와의 관련성으로 인해서 음악의 영향을 상당히 많이 받는다.

그중에서도 10대가 시끄러운 음악에 관심을 보이는 이유는 매우 다양하다. 혹시 아이에게 “제발 음악 소리 좀 줄여줄래?”라고 부탁한 적이 있는가? 어쩌면 계속 시끄러운 음악을 들으면 청력 상실의 위험이 있다고 잔소리를 했을 수도 있겠다. 10대는 위험을 추구하는 성향이 있다는 점을 기억하라. 따라서 시끄러운 음악을 들으면 어떤 결과가 발생하는지 자세히 알려준다고 해도 그들이 볼륨을 높이고 싶은 욕구를 억누를 가능성은 별로 없다. 부모에 대한 반항심 때문이 아니라 10대는 자기가 천하무적이라고 착각하며 비판적 사고능력이 부족하기 때문이다.

또한 시끄러운 음악은 다른 감각을 압도함으로써 주의 분산을 제한한다. 뇌가 한번에 처리 가능한 정보의 양에는 한계가 있다. 그래서 사람들이 가득 차 있는 공간에서 여러 사람이 한꺼번에 이야기할 때 모든 대화를 다 듣지는 못하는 것이다. 그 대신 우리의 뇌는 곁에 있는 사람들과의 대화에 온전히 집중하고 관심을 기울일 수 있도록 돕는다. 이런 현상을 가리켜 ‘칵테일 파티 효과cocktail party effect’라고 한다. 10대 자녀의 측두엽 역시 똑같은 방식으로 기능한다. 시끄러운 음악을 통해서 주의 집중을 방해하는 외부 요인들을 차단하는 것이다. 그리고 이것은 새로운 경험을 추구하는 또 다른 방법이기도 하다. 얼마나 시끄러운 음악을 들을 수 있는지 한계를 시험해보는 것이다. 여기에다 음악이 본질적으로 뇌에 제공하는 보상은 덤이다.

한편 비디오 게임도 유사한 보상을 제공한다. 빨리 적을 무찌르거나 새로운 세계를 만들어내는 등 감정을 자극하는 콘텐츠가 많이 들어 있기 때문이다. 비디오 게임을 할 때는 측두엽이 지속적으로 활성화된다. 진행이 빠른 비디오 게임의 특성상 감정이 끊임없이 변화하기 때문이다. 플레이어가 상대와 경쟁하거나 시간 싸움을 해서 흥분과 자극이 발생하는 환경이 조성되는 게 게임의 재미이기도 하다.

비디오 게임은 시각적으로 상당히 자극적이다. 후두엽의 일차 시각피질은 쏟아져 들어오는 새로운 시각 정보를 처리하느라 끊임없이 활성화된다. 비디오 게임이 집중력을 유지하고 시각공간 능력을 향상하는 데 도움이 된다는 것이 밝혀졌다. 비디오 게임을 할 때는 시각적인 정보 스캐닝이 필요하다. 어디에 위험 요인이 도사리고 있는지, 상을 획득하고 보상을 받으려면 어떤 경로를 택하는 것이 가장 좋은지를 파악해야 한다.

비디오 게임은 중독성이 매우 강하다. 쾌락을 만들어내는 신경전달물질인 도파민이 분비되기 때문이다. 수많은 연구 결과에 따르면

10대는 도파민 보상 체계에 과도한 민감성을 보이며 충동 조절 능력이 아직 부족하므로 비디오 게임에 중독될 위험성이 크다. 하지만 부모가 게임과 관련된 규칙과 한계를 미리 설정해둔다면 비디오 게임이 본질적으로 위험하다고 여길 필요는 없다.

양육을 위한 팁

10대 자녀가 **적절한 자극**을 받을 수 있도록 **돕는 법**

게임에 관한 한계를 설정하라. 요즘 나오는 비디오 게임의 내용이 10대에게 적절한지에 대해서 의구심을 갖는 부모가 많다. 폭력적이고 성차별적인 비디오 게임을 하다가 만에 하나 실제로 공격적인 행동이나 여성 혐오적인 행동을 할까 봐 우려한다. 궁극적으로 비디오 게임을 통해서 폭력과 성차별에 노출되는 것이 어떤 부정적인 영향을 미치는지는 불분명하며 이 문제에 대해서는 아직 완전한 근거나 설명이 존재하지 않는다. 게임이 10대의 인지능력에 부정적인 영향을 미친다고 우려하는 사람들도 있는데, 이를 뒷받침하는 근거 역시 제한적이며 아직 확실한 결론이 나지 않았다. 부모는 비디오 게임이 본질적으로 나쁜 것이며 10대의 뇌를 엉망으로 만든다는 주장에 무조건 동조하지는 않도록 주의할 필요가 있다. 아직 이러한 주장을 뒷받침하는 결정적인 근거가 존재하지 않기 때문이다. 그렇긴 하지만 10대 자녀가 언제, 어떻게 비디오 게임을 하는지는 파급 효과를 유발할 수 있고 수면 시간이 줄어들거나 숙제를 깜박하는 등 직접적인 영향을 미칠 수 있다. 비디오 게임의 중독성 때문에 10대는 게임을 우선시하는 반면에 숙제, 식사, 수면 등 본인이 해야 할 다른 일들을 소홀히 할 가능성이 있다. 자녀가 언제 비디오 게임을 할 수 있는지를 제한하는 규칙을 설정하고 모든 게임 기기는 (아이의 방이 아니라) 전체 가족 구성원에게 열려 있는 공간에 보관하라. 그러면 시도 때도 없이 게임에 빠지는 행동에 제한을 가할 수 있다.

피할 수 없다면 함께 즐겨라. 온 가족이 함께 비디오 게임을 하면 가족의 사기가 높아지고 소통 전략이 향상되는 등 긍정적인 영향이 발생한다. 만약 자녀가 게임에 열중하는 성향을 이해하고 공감하는 데 어려움을 겪고 있다면 아이에게 함께 게임을 해도 될지 물어보고 게임 방법을 배워보자. 자녀와 함께 게임에 참여함으로써 가족 모두 단란한 시간을 보낼 수 있고 상호 협력 활동을 경험할 수 있다. 그러면 공감대가 형성되고 호감이 상승해서 자녀에게 부모의 존재감과 영향력이 더욱 커질 것이다. 또한 부모가 먼저 게임 제한 규칙을 지키는 모습을 보여줄 수 있다. 아이가 게임을 더 하고 싶은 마음은 이해하지만 아쉽더라도 이제는 정리하고 저녁 식사 준비를 도와야 한다는 것을 알려줄 수 있다.

간과하기 쉬운 위협, 스트레스

스트레스와 불안에 대한 경험은 측두엽, 그중에서도 뇌에서 감정을 관장하는 핵심 영역인 변연계의 활성화에 기인한다. 청소년기에는 측두엽이 아직 발달하는 중이므로 10대의 뇌는 성인에 비해 스트레스의 영향에 더욱 취약하다. 일단 스트레스가 우리의 몸과 뇌에서 어떻게 처리되는지 그 과정에 대해서 알아보자. 마감에 늦거나 혼잡한 도로에서 운전하는 등 스트레스를 받으면 우리 몸에서는 투쟁, 도피 또는 경직 반응fight-or-flight-or-freeze response을 활성화하는 호르몬이 분비된다. 간단히 말하면 이러한 신체적 방어기제를 통해서 스트레스 요인을 견뎌낼 수 있도록 돕는 것이다. 그런데 스트레스 요인을 견디고 관리하는 데 도움을 주기 위해 분비되는 호르몬은 우리의 뇌에도 영향을 미치며, 청소년의 뇌는 성인에 비해서 스트레스 호르몬에 더욱 민감하게 반응한다.

만성적 스트레스, 즉 중간에 중단되거나 완화되지 않고 상당한 기간에 걸쳐서 지속되는 스트레스는 감정을 관장하는 핵심 영역인 변연계의 과민성과 관련이 있다. 오랜 시간 동안 만성적 스트레스를 겪으면 변연계는 사소한 스트레스에도 과민 반응을 보이게 된다. 예를 들어 민감도가 높은 연기 탐지기를 떠올려보자. 실제로 화재가 발생했을 때 연기 탐지기가 울리는 것이 아니라 토스트를 태우기만 해도 사이렌이 울린다. 잠재적인 화재의 위협에 지나치게 민감하기 때문에 그냥 토스트만 불에 그슬려도 경보가 발령되는 것이다.

게다가 청소년의 연기 탐지기는 성인에 비해서 더 오랫동안 민감성을 유지한다. 성인과 비교할 때 10대의 뇌는 스트레스 반응 이후에 기저값을 회복하는 데 더 오랜 시간이 걸린다. 10대의 연기 탐지기는 토스트가 다 타버리거나 그 토스트를 내다 버린 이후에도 계속 경보를 울릴 수도 있다. 10대의 뇌는 아직 발달하는 중이고 스트레스에 더욱 예민하므로 특정 뇌 영역에 장기적인 변화가 일어날 위험성이 더 크다.

만성적 스트레스는 청소년의 뇌에서 측두엽 내의 기억 저장을 담당하는 부분인 해마의 기능을 저해하고 학습 능력 및 집중력의 저하를 유발하는 것으로 알려져 있다. 또한 측두엽의 변화는 우울증과 불안에 대한 취약성 증가와 연관이 있다. 뇌에서 이 영역이 10대의 감정 조절 능력을 제어하기 때문이다. 의사결정, 계획, 판단 등 수많은 인지 기능을 관장하는 전두엽과 측두엽은 직접적으로 연결되어 있으므로 전두엽도 청소년기의 만성적 스트레스에 민감하게 반응한다.

어찌 생각하면 다행스러운 것은 청소년기 및 그 이후에도 스트레스를 전부 피할 필요는 없고 사실상 가능하지도 않다는 점이다. 10대는 스트레스를 경험하고 스트레스 요인을 적절히 관리해서 뇌 기능에 장기적인 손상이 발생하지 않게 하는 방법을 배우고 익힐 필요가 있다. 10대가 만성적 스트레스를 받으면 스트레스로 인한 장기적 손상이 발생할 수 있다. 만성적 스트레스 요인으로는 차별, 빈곤, 식량불안, 위험한 주변 환경, 학대, 방임, 폭력에 대한 노출 등이 있다.

이 외에도 지속적인 스트레스 및 장기적인 반응을 유발하는 문제를 만성적 스트레스 요인이라 할 수 있다. 건강한 식단과 운동은 만성적 스트레스의 부정적 영향을 완화하는 데 도움이 된다고 알려져 있다. 그러나 더욱 중요한 것은 자녀가 스트레스를 말하고 스트레스에 대처하는 법을 배울 수 있도록 도와주는 것이다. 스트레스 반응을 스스로 조절할 수 있는 기술을 알려주어야 한다.

10대 자녀와 정신 건강에 대해 이야기하는 법

아이가 몸이 안 좋으면 혹시 열이 나는지 확인하듯 10대 자녀가 정신 건강과 관련된 고충을 겪고 있는지를 부모가 확인하고 알아차리는 것이 중요하다. 정신 건강에 대해서 어떻게 이야기해야 할지 잘 모를 수도 있으므로 다음과 같은 방법으로 대화의 물꼬를 트는 것이 좋다.

정상화하고, 인정하고, 다시 정상화하라. 스트레스와 불안, 우울은 모든 사람이 때때로 경험하는 정상적인 감정이라는 사실을 자녀에게 알려주어라. 그런 감정을 느껴도 괜찮다는 것을 아이가 깨달을 수 있도록 도와주어라. 자녀의 감정을 열린 마음으로 들어주는 분위기를 조성하면 감당하기 힘든 일이 생겼을 때 부모를 찾아올 수 있는 환경이 형성된다. 자녀에게 도움을 주기 전에 부모가 먼저 자신의 감정을 정상화하고 인정하는 능력을 돌이켜 보는 것도 좋다. 감정은 좋거나 나쁜 것이 아니라 유쾌하거나 불쾌한 것이라는 점을 기억하기 바란다. 자기 자신과 자녀의 모든 감정을 받아들이기 위해서 노력해라. 그러면 솔직한 대화를 나눌 수 있다.

언제 외부의 도움을 구해야 하는지를 잘 살펴라. 10대는 도움이 필요할 때 양육자를 찾아갈 수 있어야 한다. 그러면서도 바운더리를 지키고 어떤 감정은 혼자서만 간직할 수 있어야 한다. 겁먹을 필요는 없다. 자녀가 뭔가 숨기고 있다는 기분이 들더라도 지나치게 많은 정보를 꼬치꼬치 캐묻지 마라. 아이가 자기만의 뚜렷한 정체성을 형성하려면 가족 사이에도 선이 필요하다. 10대 자녀는 부모에게 모든 이야기를 하지는 않기 마련이다. 그렇다고 해서 아이가 정직하지 않은 것은 아니다.

자녀가 가족의 경계를 흐리게 만들지 않으면서 스트레스 요인들에 관해 이야기할 필요가 있다면 때로는 외부 전문가의 도움을 받는 것이 최선책일 수 있다. 아이에게 부모의 지식을 넘어서는 전문적인 도움이 필요한 시기를 알아차려야 한다. 수면, 식욕, 사회성 및 성적에 심각한 변화가 발생하는 등 아이의 감정과 행동이 일상생활에까지 영향을 미친다면 전문가의 도움이 필요한 시점이라 할 수 있다. 만약 아이가 자기 자신 또는 타인을 해치려고 한다는 의심이 들면 즉시 전문가의 도움을 받아야 한다.

위험한 문제에 대처하기_ 10대의 성 정체성 발달

남성에게 끌리는지, 여성에게 끌리는지, 둘 중 어느 쪽에도 끌리지 않는지, 아니면 양쪽 모두에게 끌리는지에 대한 명확한 이해를 뜻하는 성 정체성sexual identity은 청소년기의 정체성 발달과 관련된 핵심 지표다. 이는 태어날 때 부여된 성별에 부합할 수도 있고 그렇지 않을 수도 있다.

자녀가 공부를 열심히 하는가? 아니면 학교생활에 무관심한가? 스포츠를 좋아하는가? 아니면 예술가적 기질이 있을까? 아이가 본인의 사회적 또는 학업적 정체성의 여러 측면에 다양한 의문을 품는 것처럼 자신의 섹슈얼리티와 젠더 정체성gender identity에 대해서도 이와 비슷한 질문을 던진다. 남성에게 끌릴까? 여자 동급생에게 관심이 있을까? 아니면 특정한 유명인을 종종 떠올릴까?

성 정체성의 발달을 통해서 10대는 자기가 어떤 사람에게 끌리는지를 이해하게 될 뿐만 아니라 데이트 및 연애와 관련된 새로운 사회적 기술을 연습하게 된다. 예를 들어 크로스컨트리팀의 동료에게 어떻게 고백할지 마음속으로 리허설을 해본다. 처음에는 새로운 사회적 기술이 너무 어렵게 느껴지기 때문에 새로운 행동을 연습하는 동안에는 자녀가 데이트에 지나치게 많은 관심을 기울이는 것처럼 보일 수도 있다.

또한 10대 시절은 데이트 및 관심과 관련된 새로운 감정의 발달을 경험하고 관리하는 법을 배우는 시기다. 좋아하는 사람을 보거나 그 사람을 떠올리면 심장이 빨리 뛰고 얼굴이 상기되거나 자주 생각하게 된다. 뇌가 섹슈얼리티와 젠더 정체성을 어떻게 제어하는지 그 구체적인 본질은 아직 전부 밝혀지지는 않았지만, 변연계의 일부인 편도체가 성 충동을 조절하며 섹슈얼리티와 관련이 있다고 알려져 있다. 측두엽에서 감정이 처리되는 점을 고려하면 관심과 성 정체성 역시 이곳에서 처리되는 것이 타당하다. 감정이 흥분, 관심 및 섹슈얼리티에 관여하기 때문이다.

전두엽을 다룬 1장에서 청소년기에는 새로운 경험을 찾아 나서는 데 열중한다는 이야기를 언급했던 것을 떠올려보자. 성적 지향과 젠더 정체성은 탐험하고 배워나가야 할 선호도다. 10대는 성적 접촉에 상당한 흥미를 느끼며, 누군가에게 반하거나 플러팅flirting을 하거나 첫 키스를 하는 등 새로운 경험을 추구하려는 동기가 강렬해진다. 채식주의, 운동에 대한 열정 등 새로운 정체성을 찾아가는 것과 마찬가지로 10대는 젠더 정체성 역시 탐구하는 중이다. 여러분의 자녀는 좀 더 여성적이고, 남성적이고, 무성genderless(無性)적이고, 양성적인 것들을 좋아하는가? 아니면 다양한 취향이 섞여 있을 수도 있다. 뇌의 연결 관계가 새로 구축됨에 따라 10대는 새로운 행동을 시도한다. 청소년기에는 측두엽이 아직 형성되는 중이기 때문에 뇌의 연결 관계가 끊임없이 생겨나고 사라진다.

시행착오를 통해서 선호도는 보상을 받게 된다. 기분이 좋아지고 보상과 관련된 신경전달물질인 도파민을 분비하기 때문이다. 뇌는 도파민을 매우 좋아하며 더 많은 도파민을 얻고 싶어 한다. 따라서 우리는 기분이 좋아지면서 도파민의 분비를 촉진하는 행동을 반복하도록 동기 부여가 되어 있다. 10대가 좋아하는 사람과 대화하거나 플러팅을 하거나 키스를 하면 이러한 뇌의 연결 관계가 강화되며 행동이 더욱 확고해진다. 이를 통해서 10대는 연애 관계를 맺고 유지하는 방법을 배우게 되고 성인이 되어서도 이 방식을 활용한다.

청소년기에는 측두엽이 아직 발달하고 있고 뇌의 연결 관계가 여전히 생성되고 있으므로 자신의 성 정체성과 젠더 정체성에 가장 잘 들어맞는 것을 찾기 위해서 노력할 가능성이 높다. 성과 섹슈얼리티에 관해서 공개적으로 이야기하는 것은 종종 문화적으로 금기시되므로 10대 자녀는 심각한 스트레스나 갈등이 발생하지 않는 한 자기 삶의 이런 측면에 대해서 부모에게 솔직하게 말하지 않을 가능성이 크다. 자녀가 자신의 성 정체성 및 젠더 정체성의 다양한 측면을 탐색하고 시도해볼 수 있도록 부모가 적당한 공간을 허락해주는 것이 중요하다. 사생활을 존중하면서도 자녀가 요청하는 경우에는 지원을 제공해야 한다.

양육을 위한 팁

10대 자녀에게 성에 대해 이야기하는 법

성에 관해서 자녀와 함께 이야기하는 것은 아마도 가장 불편하고 곤란한 주제 중 하나일 것이다. 이 문제에 관해서 며칠 동안이나 계속 이야기할 필요는 없지만 부모가 솔직한 태도로 대화하는 것이 중요하다. 그래야 아이의 정체성에 투명성을 확보할 수 있고 성교육을 뒷받침할 수 있다.

솔직하게 이야기하라. 부모가 해부학 박사여야 하거나 모든 신체 부위를 나타내는 단어를 정확하게 알아야 할 필요는 없다. 그러나 10대 자녀와 성생활에 관한 이야기를 나눌 때는 완곡어법이나 음어code word(陰語)를 사용하지 않는 것이 좋다. 투명하고 솔직한 대화가 최선책이다. 성에 관한 부모와 자녀 간의 소통은 안전한 성행위와 연결된다.

금기시하는 주제에 대해서 자녀와 솔직하게 터놓고 이야기하면 혹시나 아직 준비가 안 되었는데 성적인 행동을 해도 좋다고 허락해준 것 같은 상황이 되어버릴까 봐 우려하는 부모들도 있다. 그렇지 않다. 대중문화에는 성이 만연하기 때문에 10대 자녀는 이미 성과 관련된 메시지 및 이미지에 빈번하게 노출되어 있다. 안전한 성에 대해서 부모와 소통이 이루어지면 다른 곳에서 접하는 그릇된 메시지로부터 자녀를 보호할 수 있다.

개방성과 바운더리. 부모가 열린 마음으로 성과 연애에 대해서 대화할 자세가 되어 있다고 10대 자녀가 생각하는 것이 중요하다. 안전한 성행위에 대해서 알려주거나 성교육을 제공할 수 있는 전문가를 수소문해서 자녀가 부모에게 그런 기대를 할 수 있게 해라. 언제든지 불편한 기분이 들면 성적 파트너에게 자신의 의사를 분명히 밝히고 당당하게 거절하는 법을 자녀가 알아두어야 한다. 원치 않는 임신을 방지할 수 있도록 피임 방법에 관한 기본적인 내용을 설명해주고 성 매개 질환이나 감염에 대해서 알려주어라.

그다음에는 자녀의 성생활에 대해 꼬치꼬치 캐묻거나 자녀의 성 경험에 대해서 알게 되었을 때 과민 반응을 보이지 않도록 노력해라. 자녀가 성 경험이 있다는 것을 알았을 때 과민 반응을 보이는 것은 바람직하지 않다. 그러면 수치심과 당혹감을 불러일으킬 수 있고 그동안 부모가 자녀와 터놓고 솔직하게 소통하기 위해서 애써왔던 모든 것들이 무너져버릴 수도 있기 때문이다. 좀 더 나이가 들 때까지 기다린 후에 성에 관한 결정을 내리도록 자녀에게 조언하는 것은 괜찮지만 궁극적으로 아이는 자기 스스로 선택을 하게 될 것이다. 자녀가 성적인 존재라는 사실을 받아들이기가 어렵다면 신뢰할 만한 성인과 이러한 감정에 대해서 이야기를 나누어라. 자녀의 성적인 성숙에 대해 과민 반응을 보이는 것은 매우 자연스러운 일이다. 하지만 자녀가 아니라 다른 성인과 함께 있을 때 그런 반응과 감정을 해소하는 것이 가장 좋다.

측두엽 및 후두엽 손상이 미치는 영향

측두엽과 후두엽은 다양한 행동과 감정 및 감각 기능을 관장하므로 이러한 뇌 영역에 손상을 입으면 기억, 언어, 주의력, 청력, 사물과 얼굴에 대한 시각적 인식 등 다양한 장애와 손상이 발생할 수 있다. 더 나아가 기억 결함으로 인해서 새로운 정보를 학습하는 능력을 저해할 가능성이 있다.

새로운 정보를 학습하는 데 어려움이 생길 뿐 아니라 측두엽에 위치한 해마가 손상되면 어린 시절의 기억 등 자전적 정보autobiographical information를 기억하는 능력까지 손상될 수 있다. 10대는 공간 기억력이 떨어져서 새로운 공간이나 예전에 알던 공간에서 길을 찾는 데 어려움을 겪기도 한다. 측두엽에 손상이 발생하면 감정을 관장하는 핵심 영역인 변연계의 기능이 저해될 수 있고 이는 감정의 경험, 이해 및 표현뿐 아니라 사회적 기술에도 영향을 미친다.

10대는 공감 능력이 발달하고 균형 있는 관점이 형성되는 과정을 거치는 중이므로 해당 뇌 영역이 손상되면 이러한 기술의 발달을 저해할 수 있다. 측두엽이 손상되면 양극성 장애 및 불안장애 등 정신질환이 발생할 가능성이 더욱 높아진다. 또한 측두엽은 내분비계 및 체내의 호르몬 분비와 밀접한 연관이 있으므로 측두엽이 손상되면 기분 및 성격의 변화, 근긴장도 감소, 생식력 및 성기능 관련 장애 등 폭넓은 범위에서 다양한 문제가 발생한다.

후두엽은 주로 시각 정보 처리를 담당하며 이 영역이 손상되면 피질맹cortical blindness(皮質盲)이 발생할 수 있다. 눈으로는 물리적으로 사물을 볼 수 있으나 뇌의 시각 처리 중추로 이어지는 연결 경로가 제대로 작동하지 않아서 결과적으로 심각한 시력 손실이나 전맹total blindness(全盲)을 초래하는 것이다. 또한 이 영역이 손상되면 실재하지 않는 사물이 진짜로 있는 것처럼 보이는 현상인 환시visual hallucination(幻視)를 유발한다고 알려져 있다. 아울러 머리 뒤쪽의 후두엽에 손상을 입게 되면 색상을 파악하거나 깊이를 지각하는 능력에 문제가 생길 수 있다.

여타 뇌 영역의 경우와 마찬가지로 측두엽과 후두엽의 손상을 유발하는 원인으로는 교통사고, 낙상, 총기 등이 있다. 감정과 기억을 관장하는 부분 등 측두엽의 여러 뇌 구조가 깊숙한 내부에 위치하기 때문에 물리적 부상으로부터 비교적 안전한 편이다. 그런데 물리적 부상이 아니라 뇌 혈류 감소 현상, 즉 뇌졸중이 측두엽과 후두엽에 손상을 유발하는 경우도 있다. 또한 뇌전증epilepsy(腦電症)을 비롯한 발작 장애도 이 영역에 손상을 입힐 수 있다.

애니아의 성공 사례

데이트 딜레마

나는 대학 상담센터에서 근무할 때 애니아를 만났다. 애니아는 이제 막 새로운 도시에 왔고 가족 및 친구들과 떨어져서 학교에 다니게 된 신입생이었다. 그녀는 예전에 겪었던 '애매한 관계'에 대한 이야기를 하더니 금세 울먹였다. 또래 남자 친구와 사실상 사귀는 것과 비슷한 사이였는데 앞으로 진지한 관계로 발전할 수 있는 상황은 아니었다고 했다. 둘은 다툰 후에 헤어졌는데 애니아가 예전에 보냈던 은밀한 사진들을 전 남자 친구가 소셜미디어에 올렸다는 것이다. 나는 성희롱과 관련된 문제를 전문적으로 다루는 상담사를 소개해주었고 애니아가 필요한 도움을 받고 자신의 법적 권리를 알 수 있도록 도와주었다.

우리는 그런 사진을 공유한 것에 대해서 애니아가 느끼는 수치심, 분노, 죄책감 등 복잡한 감정에 관해서 이야기를 나누었다. 애니아는 아직 잘 알지도 못하는 상태에서 그 사람을 믿었던 자기 자신을 책망했다. 너무나도 부끄러웠고 또래 친구들을 피해서 숨고 싶은 마음에 수업에 결석하기도 했다.

여러 상담 세션에 걸쳐서 우리는 그런 사진을 보내야만 할 것 같은 압박감에 대해 이야기했다. 불안하고 외로웠던 애니아는 누군가가 자기를 좋아해주기를 바랐고 관계가 진전되기를 바랐다. 우리는 소외당할까 봐 두려워서 근시안적이고 충동적인 행동을 하고 말았지만 그런 일을 했다고 해서 나쁘거나 쓸모없는 사람은 아니라는 점에 대해서 대화를 나눴다.

애니아가 이 사건으로부터 회복하고 앞으로 스스로를 보호할 수 있도록 바운더리를 주장하는 방법을 배우는 데는 어느 정도 시간이 걸렸다. 마침내 그녀는 자기 마음의 편안함보다 다른 사람의 욕구를 우선시했다는 사실을 깨닫게 되었다. 이제 앞으로는 불편한 상황에 처하게 만드는 관계보다 자존감을 우선적으로 생각하겠다고 다짐했다. 사람들과 잘 어울리지 못할까 봐 두렵더라도 말이다.

핵심 요약

이 장에서는 측두엽과 후두엽이 청소년의 발달 과정에서 어떤 역할을 담당하는지에 대해 살펴보았다.

✦ **소셜미디어는 자기표현과 사회적 관계를 지원한다**. 또한 정서적, 시각적으로 10대를 사로잡는다. 측두엽에 새로운 활동이 유입되므로 10대는 감정적 불안을 겪을 수도 있다. 따라서 소셜미디어에 어떤 정보를 공유할지와 관련해 충동적인 결정을 내리거나 자존감이 급격히 변화할 수 있다. 다루기 어려운 감정에 대해서 자녀가 일기를 쓰도록 권하고 모바일 기기를 들기 전에 STOP 훈련법을 실시할 수 있도록 조언해라.

✦ **시끄러운 음악과 비디오 게임은 10대의 뇌를 자극한다**. 둘 다 중독성이 있으므로 제한 규칙을 설정하는 것이 중요하다. 하지만 이와 더불어 자녀가 스스로 절제하는 선에서 이런 활동을 즐길 수 있도록 어느 정도 허용하는 것도 괜찮다. 지나치게 많이 하지만 않는다면 비디오 게임이 10대의 감정이나 인지능력에 부정적인 영향을 미친다는 증거는 없다.

✦ **10대의 뇌는** 성인의 뇌에 비해서 **스트레스에 더욱 민감하며** 10대는 스트레스 요인에 대처하는 방법을 아직 배우지 못한 상태다. 이는 만성적 스트레스 또는 불안, 우울 등 기분의 변화로 이어질 수 있다. 10대의 성 정체성 및 젠더 정체성 발달은 스트레스를 유발하는 영역 중 하나이며 부모와 10대 자녀 모두에게 두렵고 겁날 수 있다. 10대는 자신의 정체성을 탐색할 수 있는 공간이 필요하며 부모는 자녀가 스스로를 안전하게 보호할 수 있도록 올바른 정보를 제공해야 한다. 그러니 완곡어법은 삼가라. 자녀의 경험을 인정해주고 정상화함으로써 스트레스 요인에 대처할 수 있도록 지원하고 지금 무슨 생각을 하고 있는지 말이나 글로 표현할 수 있도록 독려해라.

✦ **물리적 부상이 측두엽과 후두엽의 손상을 유발할 수 있다.** 또는 뇌졸중이나 발작 등 내부적인 원인도 마찬가지다. 이 부위에 손상이 발생하면 감정, 기억, 시각장애에서 학습이나 언어와 관련된 어려움 등 다양한 문제가 발생한다.

4장 통제 중추

10대의 소뇌와 뇌간 속으로

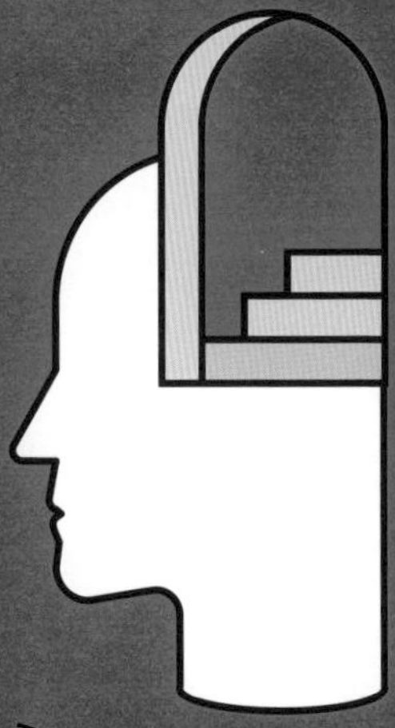

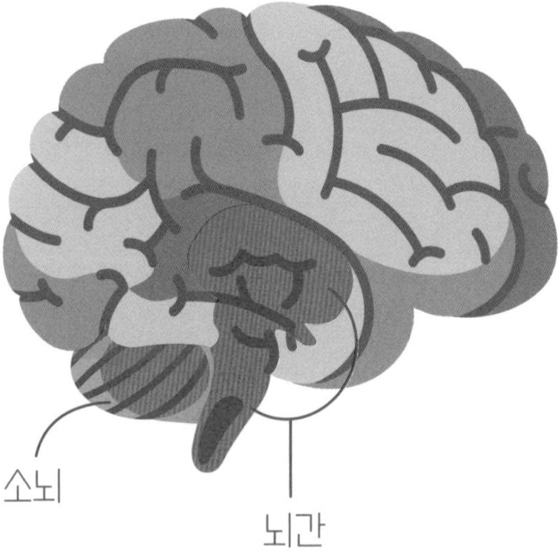
소뇌
뇌간

소뇌와 뇌간은 뇌에서 가장 오래된 부위다. 가장 초기에 진화한 뇌 영역이며 뇌간은 임신 기간에 인체에서 가장 먼저 발달하는 부분 중 하나다. 주로 생존에 초점을 맞춘 근본적인 기능 때문에 뇌간을 '파충류의 뇌'라고 일컫기도 한다. 뇌간은 항상성homeostasis(恒常性)을 유지한다. 즉, 우리가 의식적 자각이나 노력 없이도 심박수, 호흡 및 체온을 비롯한 기타 생체 기능을 일관성 있게 유지할 수 있도록 돕는다.

뇌간은 반사운동을 제어하며 척수와의 연결을 통해서 몸에서 뇌로, 뇌에서 몸으로 전달되는 정보의 중계소 역할을 담당한다. 또한 수면과 각성을 조절하는 데 관여해서 취침 시간에는 사람이 느긋해지고 주변 환경의 정보를 차단할 수 있도록 도와주고 깨어 있을 때는 주변 환경에 주의를 기울이고 집중할 수 있도록 지원한다.

머리 뒤쪽의 후두엽 바로 아래, 뇌간의 위쪽에 있는 소뇌는 균형과 협응 운동을 제어한다. 또한 학습에 중요한 역할을 담당하며 특히 정보를 처리하기 위한 새로운 전략을 획득하는 데 관여한다. 예를 들어 춤 동작이나 축구 경기처럼 복잡한 운동 시퀀스의 습득을 돕는다. 아울러 그림을 그리거나 휴대폰으로 문자를 전송하는 등 소근육 운동이 필요한 활동을 지원한다. 그리고 음성을 처리하고 서로 다른 소리를 식별해서 언어를 학습하는 데 중요한 역할을 담당한다.

뇌간은 청소년기에 완전히 발달하는 반면에 소뇌는 전두엽과 마찬가지로 청소년기에 들어선 다음에도 계속 발달 과정을 거친다.

이 장에서는 다음과 같은 사항에 대해 알아보자.

✧✦✧

✦ **10대의 언어가 외국어처럼 들리는 이유** 및 아직 발달 중인 소뇌가 속어의 사용에 미치는 영향

✦ **10대의 주변 환경, 특히 가정환경이 소뇌에 미치는 영향** 및 정서 발달과 성장에 도움이 되는 가정을 만드는 방법

✦ **10대가 주말에는 동면하는 동물처럼 보이고** 주중에는 수면 부족에 시달리는 좀비처럼 보이는 이유 및 자녀가 건강한 취침 및 수면 습관을 기를 수 있도록 독려하는 방법

✦ **학습장애와 관련된 소뇌의 역할** 및 10대의 특수한 교육적 니즈를 지원하는 방안

✦ **신체 접촉이 잦은 스포츠의 이점과 위험** 및 자녀가 활동적이고 건강하고 안전하게 지낼 수 있게 하는 방법

✦ **뇌간과 소뇌의 손상에 따른 결과** 및 손상을 유발하는 잠재적 원인

키스의 성공 사례

한계와 꼬리표로부터의 자유

고등학교에 갓 입학해서 다사다난한 봄 학기를 보낸 후에 키스는 (수학적 능력의 저하를 나타내는) 난산증과 청각 정보 처리 장애 진단을 받았다. 상담 치료를 받으러 왔을 당시에 그는 우울해하고 패배감을 느꼈고 학교생활에 의욕이 없었다. 부모님은 곧 다가올 2학년 생활이 걱정됐고 진급해서는 아들이 학교생활을 잘 해낼 준비가 되어 있기를 바랐다.

키스는 처음에는 나를 만나는 것을 거부했다. 자기는 괜찮다고, 낯선 사람에게 이야기하는 게 도움이 될 것 같지는 않다고 말했다. 한동안 회유한 끝에 그는 상담에 응하기로 했다. 첫 번째 상담은 언제든 원하면 나가도 좋다고 허락하는 조건이었다. 처음에는 거부했지만 나중에는 상담 시간 내내 함께 대화하게 되었다. 그는 자기가 학교에서 어떤 것을 좋아하고 싫어하는지, 어떤 포부와 소망이 있는지, 올해는 어떤 분야에서 실력을 더욱 향상하고 싶은지에 대해서 이야기했다.

이내 나는 그가 스스로를 '바보 같고 학습 능력이 떨어진다'고 생각한다는 것을 알게 되었다. 그는 본인의 학습장애에 대해서 자기가 파악한 것들을 나에게 말해주었고 우리는 그가 가지고 있는, 즉 학습장애라는 꼬리표가 있는 사람은 패배자라는 믿음을 불식하기 위해 노력했다. 그는 모든 학습 방면에서 스스로를 의심하고 못 미더워했다. 수업 후에 선생님들과 이야기를 나누거나 이해가 잘 안 되는 주제가 있으면 직접 질문해도 된다고 생각하지 않았다. 본인이 '무능하고 어리석은 루저'라고 생각했고, 패배감을 느끼고 감당하기 힘든 기분이 들 때까지 하루 종일 스스로 꼬리표를 달고 다녔다.

나는 키스에게 필요한 것을 요청하고 학교 선생님들과 다른 직원들에게 도움을 구하라고 격려해주었다. 교직원들은 키스와 같은 학생들을 도와주고 지원하기 위해서 존재한다. 도움을 요청해도 괜찮다는 사실을 깨닫게 되자 어려움도 줄어들었다. 주변의 지원을 받고 있다는 기분이 들었고 혼자서 공부하느라 고군분투하고 있다는 생각이 덜해졌기 때문이다.

키스는 자신의 학습장애를 제대로 파악할 수 있게 되었고 이를 따로 분리함으로써 자기가 '어리석다'라거나 '루저'라는 꼬리표를 떼어 낼 수 있게 되었다. 학습장애 진단이 그의 정체성에 상당한 영향을 주었기 때문에 그런 면을 확대해석하고 본인의 다른 강점과 역량은 알아차리지 못했던 것이다. 근원적인 자기 인식을 깨닫고 자신의 감정을 인정하고 그릇된 믿음에 도전함으로써 키스는 지금껏 자신을 옭아매었던 꼬리표를 떼어버리고 새로운 자신감과 자기 이해를 확립할 수 있었다.

외국어처럼 들리는 10대의 언어

쿨해 보이고 싶고 청소년과 소통하고 싶은 마음에 속어를 사용했다가 혐오스럽다는 시선을 받거나 완전히 웃음거리가 되는 경우를 누구나 한 번쯤 경험하거나 들은 적이 있을 것이다. 이런 상황은 비일비재해서 심지어 이와 관련된 유튜브 영상도 많다. 청소년이 특정한 속어가 어떤 뜻인지 알아맞혀보라고 부모에게 질문을 던지고, 도무지 알 수 없는 언어를 부모가 해독해보려고 시도하는 모습을 보고 모든 사람이 깔깔대며 폭소를 터뜨리는 것이다. 이러한 영상이 재미있는 이유는 황당무계한 속어에 대해서 10대와 성인 모두 공감하기 때문이다.

다음 문장을 한번 살펴보기 바란다. "나 속은 완전 죽었어. 카미유

인스타에 플렉스 봤냐? 진심 미쳤다니까." 이 문장은 이렇게 번역할 수 있겠다. "사실 나는 속으로 폭소를 터뜨렸어. 카미유가 인스타그램에 자랑한 거 봤니? 거짓말이 아니라 진짜 도가 지나쳤어." 설령 10대의 언어를 정확하게 해독했다 하더라도 25세가 넘었다면 그런 표현을 쓰지 않는 편이 좋다. 10대는 또래 친구들과의 소속감을 나타내고 성인이나 나이가 더 어린 동생들과 자신을 차별화하기 위해 속어를 사용한다.

청소년기의 핵심 발달 과업 중 하나는 또래 친구들과의 관계를 형성하고 유지하는 것이다. 다른 하나는 자기 자신을 차별화하고 가족 구성원들로부터 독립된 특별한 정체성을 발견하는 것이다. 속어 표현은 청소년과 다른 모든 사람 사이에 문화적 격차를 만들어서 차별화하는 데 도움이 된다. 아울러 또래 친구들과의 관계를 확립하고 강화한다.

10대는 또래 친구들과 있을 때와 선생님이나 가족 구성원들과 함께 있을 때 각기 다른 방식으로 말한다. 이를 부호 변경code switching이라 하는데, 모국어의 여러 방언 사이를 자주 오가고 또래 친구들과는 더욱 격의 없는 언어를 사용한다는 뜻이다. 몇몇 전문가들에 따르면 속어 사용은 현상(現狀) 유지를 거부하는 10대의 충동을 상징적으로 나타낸다고 한다. 이것은 발달 과정상 적절하다. 뇌가 점차 발달함에 따라 10대가 독립적으로 살아가고 생존하는 법을 배우면서 새로운 경험을 추구하고 창의적인 생각을 펼치기 때문이다.

전두엽의 언어 처리 중추 중 하나와 연결된 소뇌는 속어 표현을 포함한 언어 학습을 돕고 음성 생성에 필요한 근육의 움직임을 지원한다. 앞서 여러 장에 걸쳐 살펴본 것처럼 10대의 뇌는 보상에 따라 동기 부여가 되며 특히 또래 친구들 앞에서 속어 표현을 사용하는 것은 상당한 보상을 제공한다. 전두엽과 소뇌가 아직 발달 중인 10대는 속어를 배우고 자주 사용하도록 동기 부여가 되어 있다. 뇌의 보상 반응, 즉 기분이 좋아지게 하는 신경전달물질인 도파민의 분비를 늘리기 위해서다.

또한 청소년기에는 욕설의 사용이 증가할 수도 있다. 격한 감정이 담겨 있는 욕설이 강렬해진 감정을 표현하는 수단이 되기 때문이다. 자녀가 자신의 감성을 고유하게 표현하는 방법을 더 많이 알게 될수록 그들의 방언에서 속어 표현과 욕설이 늘어날 가능성이 있다.

양육을 위한 팁

부루퉁한 모습으로 입을 꾹 닫고 속어를 사용하는 10대 자녀와 **소통하는 법**

말수가 적고 뚱한 10대 자녀는 때때로 주변 사람들을 지치게 한다. 성인기로 이행하고 독립성이 강해짐에 따라 자녀와 대화하고 소통하는 것이 갈수록 어렵고 힘들게 느껴질 수 있다. 하지만 입을 다무는 순간이 늘어난다고 해서 자녀가 부모와 완전히 단절되기를 바라는 것은 아니다.

"오늘 하루는 어땠어?"를 넘어서자. 10대는 부루퉁하거나 말수가 적고 뚱한 모습을 보이는 경우가 많다. 그래서 부모가 자녀와 소통할 수 있는 여지가 거의 사라진다. 아이에게 "오늘 학교는 어땠니?", "오늘 하루는 어땠어?"처럼 틀에 박힌 질문을 하면 "괜찮았어요" 또는 "그럭저럭 지냈어요"처럼 무미건조한 단답형 대답이 돌아온다. 조금 더 구체적으로 질문해서 아이가 참여하는 활동에 대해 부모가 세세하게 기억하고 있다는 점을 보여주어라. 예를 들어 특정한 과목이나 과제, 또는 이번 주말 계획에 대해서 물어보자. 체크리스트의 항목을 확인하는 대신 자녀의 관심을 이끌어내는 데 초점을 맞춰라.

우리는 종종 인사치레로 "잘 지내?"라고 묻지만 사실 상대방의 답변에는 그다지 귀를 기울이지 않을 때도 있다. 10대 자녀는 겉으로는 부루퉁한 모습을 보이더라도 내심 부모가 자기에게 관심을 가지고 궁금해하기를 바라며 거부나 무관심에 민감하다. 아이에게 기뻤던 일이나 힘들었던 일에 관해서 물어보고 적극적으로 경청하고 공감하고 인정하는 태도를 취해라. 그리고 계속 대화를 이어갈 수 있도록 질문을 해보아라.

속어를 안다고 반드시 직접 사용해야 하는 것은 아니다. 부모가 소외감을 느끼지 않고 10대 자녀가 하는 말을 이해하려면 어느 정도는 속어 표현을 알아두는 것이 좋다. 하지만 또래 집단의 속어를 사용해 자녀의 사생활을 침해하고 바운더리를 무시하는 행동은 피하는 편이 바람직하다. 간혹 농담으로 속어 표현을 써서 자녀에게 점수를 딸 수도 있겠지만, 속어는 10대가 정체성을 형성하고 가족과 자신을 구분 짓는 방법 중 하나다. 자녀의 정서 및 사회성 발달을 지원하려면 바운더리를 존중하고 어느 정도의 비밀은 간직할 수 있게 해줘야 한다.

10대의 속어를 이해하기 어려울 때 자녀에게 분명하게 설명해달라고 부탁하는 것은 괜찮다. 가족과 대화할 때는 되도록 속어를 사용하지 않도록 가정 내 규칙을 세우는 것도 좋다. 이러한 방침은 욕설에도 적용된다. 금기시되는 단어들이 10대에게 매력적이고 만족스러운 방식으로 자신을 표현하는 수단이라는 것은 이해하지만, 자녀도 트렌디하고 바운더리를 뛰어넘는 방언을 적절하게 사용하는 방법을 알아야 하고 언제 일반적인 언어를 사용해야 하는지를 알아둘 필요가 있다.

건강한 **가정환경**의 중요성

10대의 뇌는 외부 요인에 쉽게 영향을 받는다. 여러 뇌 영역에서 (성장 및 개선 측면에서 모두) 결정적인 변화의 시기를 겪고 있기 때문이다. 청소년의 뇌간과 소뇌는 전두엽에 비하면 폭넓은 변화를 겪는 것은 아니지만 이 두 영역은 중계소로서 핵심적인 역할을 맡고 있다. 외부 세계의 정보를 통합해서 뇌 전체에 전송하는 것이다.

여기서 소뇌와 뇌간이 주의력 및 감정에 관여한다는 점은 상당히 중요하다. 이런 부분은 주변 환경의 영향을 많이 받기 때문이다. 소뇌는 다양한 감정 상태의 초기 인지 및 인식에 필수적인 역할을 담당한다. 그다음에는 정보를 부호화해서 변연계 및 다른 감정 중추로 전달해 추가적으로 처리될 수 있게 한다. 또한 경험한 감정을 바탕으로 이와 관련된 행동과 동작, 생각 또는 언어를 촉발하는 적절한 신호를 전달하는 역할을 수행한다.

두려움을 경험하면 우선 소뇌가 두려움을 지각perception(知覺)하고 변연계가 추가적으로 정보를 처리한다. 또한 소뇌는 운동피질과 뉴런에 이러한 정보를 전달하며 두려운 사물이나 사건으로부터 도망치게 만든다.

감정 처리와 관련해 특히 중요한 부분은 트라우마를 유발하는 강렬한 경험에 대한 투쟁, 도피 또는 경직 반응이다. 앞에서 언급했듯 두려운 상황을 해석한 뇌는 인체의 생존 반응을 활성화해서 ① 두려운 사람, 동물 또는 사물에 맞서 싸우거나 ② 도피하고 도망치거나 ③ 때로는 경직 상태가 되고, 해를 입거나 부상당할 가능성을 줄이기 위해서 주변 환경에 적응하도록 만든다. 뇌간과 소뇌는 투쟁, 도피 또는 경직 반응을 활성화하는 감정적 사건에 주의를 집중하는 데 관여한다.

구체적으로 가정환경과 관련해 10대의 감정을 활성화하는 사건으로는 부모의 갈등, 형제자매의 놀림, 주의 집중을 방해하는 심한 소음, 사생활의 부재, 가족의 경제적 어려움, 방임으로 인한 자극 부족 등이 있다. 학대나 방임 등 트라우마를 유발하는 초기 경험은 감정을 관장하는 핵심 영역인 변연계와 소뇌 사이의 연결 관계에 문제를 만들 수도 있다.

앞에서 살펴본 것처럼 만성적 스트레스가 10대의 뇌에 미치는 영향에 대한 수많은 연구 결과에 따르면 결론적으로 10대의 뇌는 스트레스의 해로운 영향을 막는 것과 관련해서 회복 탄력성이 상대적으로 더 떨어진다. 더 나아가 최근의 연구에서는 소뇌가 뇌의 스트레스 반응을 활성화하고 관리하는 데 핵심적인 역할을 담당하며 감정을 조절하고 관리하는 능력에 관여한다는 것이 밝혀졌다. 만약 아동기 및 청소년기에 스트레스 요인이 지속되면 뇌의 스트레스 반응 체계는 관리되지 않은 상태로 방치되며 불안장애가 발생할 가능성이 높아진다.

10대 자녀에게 안전한 공간을 마련해주기

스트레스를 유발하는 환경은 모든 사람의 심신의 건강을 저해하지만 그중에서도 10대는 주변 환경의 스트레스 요인에 특히 민감하다. 물론 사람이 살아가면서 모든 스트레스를 없애거나 피할 수는 없지만 부모가 위험 신호에 주의를 기울이고 가족의 문제에 대해서 10대 자녀와 어떻게 대화를 풀어나갈지 잘 생각해야 한다.

형제간 학대를 간과하지 마라. 2020년 〈사이콜로지 투데이Psychology Today〉에 실린 기사에 따르면 형제간 학대sibling abuse는 가장 흔하지만 신고 건수는 적은 가정 내 학대 사례다. 일반적인 형제간 경쟁sibling rivalry으로 오인되기 쉽고 부모는 아이들이 자라면서 점차 상황이 나아질 것이라고 여기기 때문이다.

손위 형제와 남자 형제가 학대 행동을 할 가능성이 더 높고 험담, 무시, 협박, 겁박, 근거 없는 비난, 소지품 훼손 등 감정적인 학대 전술을 사용하기도 한다. 혹시 형제 중 하나가 다른 자녀에게 지속적으로 횡포한 행동을 하는지 유의해서 살펴보아라. 이런 행동은 상호적인 형제간 경쟁과는 구별된다. 부모의 관심을 받기 위해서 경쟁하는 행동과 통제하거나 해를 끼치려는 행동은 다르기 때문이다. 만약 형제간 학대가 발생하고 있다는 생각이 든다면 정신 건강 전문가를 찾아 지침과 지원을 받아야 한다.

건강한 바운더리를 유지하되 시치미를 떼지는 마라. 아이는 아이답게 자라야 한다. 아이가 경제적 문제나 스스로 통제할 수 없는 어른들의 스트레스 요인에 노출되지 않도록 보호해주는 것이 중요하다. 부모는 자녀가 영원히 이빨 요정을 믿을 거라고 기대하지는 않는다. 아이도 언제까지나 순진함을 유지하고 스트레스를 유발하는 문제들을 무시할 수는 없다. 나이가 들고 점점 성숙해지면서 10대는 집에 뭔가 문제가 발생한 상황을 파악하는 데 더욱 능숙해진다.

자녀의 걱정을 대놓고 부정하는 것보다는 그 걱정을 인정해주는 편이 더 낫다. 가정의 재정 상태와 관련된 다툼이든 가사를 분담하고 위임하는 일이든 자녀가 가족역동family dynamics을 정확하게 지적하면 솔직히 인정해라. 그리고 이런 문제는 어른들이 책임을 져야 하며 그럴 만한 능력이 있다고 말해서 자녀를 안심시켜주어라. 아이가 자신의 감정을 표현할 수 있도록 독려해라. 그리고 문제를 해결하는 것은 아이의 몫이 아니라는 점을 일깨워주어라.

오스카의 성공 사례

다섯은 너무 많아

임상심리 전문가로 훈련받던 초기에 오스카네 다섯 식구를 만났다. 엄마, 아빠, 부부의 친아들인 오스카, 그리고 입양한 쌍둥이인 몰리와 두에인으로 이루어진 가족이었다. 오스카는 원래 원기 왕성하고 때로는 공격적인 청소년이었다. 일곱 살인 몰리와 두에인은 스스로에 대한 확신이 없었고 종종 관심을 갈구했다. 그들은 위탁 가정을 오가며 자랐고 오스카의 부모는 처음에는 쌍둥이를 위탁 양육했는데 사회복지사들이 그들의 생물학적 부모를 찾아내는 데 실패하자 결국 쌍둥이를 입양하게 되었다.

몰리와 두에인은 심각한 수준의 트라우마를 경험했고 또다시 버림받고 방치될까 봐 두려워서 양육자와 애착 관계를 형성하는 것을 어려워했다. 다정하고 참을성이 많은 그들의 양부모는 초기의 트라우마가 쌍둥이의 사회적, 정서적 발달에 영향을 미칠까 봐 걱정했다. 부부는 둘 다 사회과학 분야에서 일했고 입양에 따른 문제에 대해서 잘 알고 있었다. 하지만 큰아들의 행동에 변화가 생기자 어떻게 대처해야 할지 몰라서 쩔쩔맸다.

오스카는 과묵했지만 정중했다. 뭔가 물어보면 짤막하게 단답형으로 대답했다. 나는 그가 몇 차례 아버지에게 귓속말하는 모습을 지켜보았다. 그러면 아버지는 다소 흥분해서 아니라며 고개를 가로젓고 아들에게 상담에 집중하라고 했다. 부모는 어떻게 하면 쌍둥이를 잘 뒷바라지해줄 수 있을지 걱정했는데 점차 오스카가 부모와 쌍둥이 동생들에게 공격적으로 대한다는 것을 알게 되었다. 부모가 그런 역할은 우리에게 맡겨두라고 누누이 말했는데도 때때로 쌍둥이를 엄하게 훈계하곤 했다.

예전에 오스카는 쌍둥이와 함께 시간을 보내는 것을 좋아했다. 동생들이 어렸을 때는 함께 어울려서 재미있게 놀곤 했다. 그런데 이제는 동생들을 거추장스러워하고 부모가 쌍둥이에게 육체적, 감정적 에너지를 쏟는 것에 분개했다. 전에는 일요일 아침이면 아버지와 장을 보러 다녀오기도 하고 축구 연습이 끝나고 나면 어머니와 차를 타고 집으로 돌아오곤 했다. 그런데 이제는 어딜 가나 쌍둥이 동생들을 데리고 다녀야만 했다.

오스카는 부모와 보내는 시간을 간절히 원했고 쌍둥이 동생들에게 엄격한 형제 노릇을 함으로써 부모와의 관계를 잃어버릴까 봐 두려운 마음을 드러냈다. 그는 부모가 자신의 두려움에 귀를 기울여주고 그런 감정을 인정해주기를 원했다. 그리고 앞으로도 엄마, 아빠와 특별한 관계를 유지할 수 있다고 안심시켜주기를 바랐다.

가족이 적응하는 데는 시간이 필요했고 그 과정에서 몇 가지 장애물이 나타나기도 했지만 오스카의 부모는 매주 그에게 각자 시간을 내주었다. 딱 30분간 시트콤을 보거나 동네 가게에 잠시 다녀오는 정도라 하더라도 말이다. 부모는 오스카와 일대일로 교감할 수 있는 기회를 찾아냈고 가족의 변화에 대한 그의 저항도 점차 줄어들었다. 마침내 그는 동생들을 돌보는 자신의 역할을 즐겁게 수행할 수 있게 되었다.

10대의 수면 일정이 동면과 수면 부족 사이에서 오락가락하는 이유

여러분은 일찍 자기로 다짐했는데 어쩌다 보니 적절한 취침 시간이 지날 때까지 깨어 있는 경우가 얼마나 많은가? 어쩌면 저녁 식사 후에 주방을 정리하거나 이메일을 확인하거나 TV를 보았을 수도 있다. 많은 사람이 스트레스가 고조되거나 정신적 피로가 심하면 (건강한 수면을 지원하는 취침 시간 루틴 및 적절한 야간 환경과 관련된 규칙을 지키는) 수면 위생sleep hygiene을 미루게 된다. 일찍 취침해서 푹 자고 다음 날에 일어나는 것처럼 장기적인 보상을 촉진하는 행동을 취하는 대신에 TV의 다음 에피소드를 시청하는 것처럼 즉각적인 보상을 추구하고픈 유혹에 빠질 수 있다.

10대는 수면 일정을 스스로 조절하고 통제하는 법을 배우는 중인

데, 이는 주중 수면 시간과 주말 수면 시간 사이의 심각한 불일치로 이어지기도 한다. 아마 여러분도 주말에 식탁에 앉아서 점심 식사를 하는데 10대 자녀가 그제야 겨우 일어나서 첫 끼를 먹으러 오는 모습이 익숙할 것이다.

종종 10대는 주중에 부족했던 잠을 보충하기 위해서 주말에는 오래 잔다. 낮에 졸음을 방지하고 학업 결손, 집중력 저하, 사회성 및 행동 관련 문제, 졸음운전 등 수면 부족이 초래하는 결과를 예방하려면 10대는 매일 평균 9시간 정도 수면을 취할 필요가 있다.

소뇌는 수면 사이클이나 생체리듬을 통제하며 하루 중 시간대에 따라서 졸음 또는 각성을 유발하는 호르몬의 분비를 조절한다. 청소년기에는 생체리듬이 변화하며 수면을 유도하는 호르몬인 멜라토닌이 아동과 성인에 비해서 더 늦은 시간에 분비된다. 한편 이런 생물학적 요인만 10대의 야행성 행동에 영향을 주는 것은 아니다. 전자기기 사용이 상황을 더 악화시키는데 소뇌의 멜라토닌 생성이 저해되기 때문이다. 또래 친구들과 어울리는 모임 때문에 수면 시간이 더 늦어지기도 한다.

또한 10대는 수면 부족이 학업 및 사교 생활에 미치는 부정적인 영향을 과소평가할 가능성이 더 크다. 10대가 위험한 행동을 하게 만드는 천하무적 사고방식을 기억하는가? 똑같은 사고방식이 자녀의 야행성 습관에도 영향을 미친다. 따라서 휴대폰 사용, TV 시청, 친구들과의 수다 등 즉각적인 만족감을 주는 유혹에 넘어갈 가능성이 더 커지고 건강한 수면 위생을 우선적으로 고려할 가능성은 더 적어진다. 엎친 데 덮친 격으로 주중에는 학교 및 스포츠와 관련된 일정 때문에 일찍 기상하지 않으면 안 된다. 때로는 취침 시간과 관련된 부모와 자녀 간의 갈등이 승산 없는 상황처럼 보이기도 한다.

양육을 위한 팁

10대 자녀가 **충분한 수면**을 취할 수 있도록 돕는 법

청소년기는 의사결정 능력이 부족한 시기이므로 환경적 요인 및 생물학적 요인으로 인해 수면의 우선순위를 낮추는 경우가 종종 있다. 생물학적 요인이 강하게 작용하기는 하지만 다음과 같은 방법을 활용하면 환경과 행동의 변화를 통해서 자녀가 긴장을 풀고 충분히 수면을 취할 수 있도록 도와줄 수 있다.

침실에서는 전자기기 사용을 금지하라. 이 규칙은 지키기가 쉽진 않다. 과제 수행 시 휴대 가능한 태블릿이나 랩탑을 사용하기도 하므로 하루 종일 자녀의 일거수일투족을 감시하지 않으면 침실에서 전자기기 사용을 금지하는 규칙을 준수하기가 어렵다. 그렇긴 하지만 완벽하지는 않더라도 '이만하면 괜찮은' 수준을 목표로 하면 된다. 가족의 상황에 맞게 적절한 시간을 정하고 그 시간 이후에는 침실에서 전자기기를 사용하지 않는 규칙을 세워라. 전자기기 사용 제한 시간이 곧 다가온다는 것을 여러 번 알려주고 미리 경고를 해서 아이가 전자기기를 치울 수 있도록 도와주어라.

물론 매일 밤 이렇게 하기는 어려울 것이다. 마감이 다음 날이라 바삐 과제를 하거나 깜박 잊고 미리 준비해두지 못한 시험을 앞두고 벼락치기를 할 때는 자녀가 분명히 규칙에 반발하게 될 것이다. 취침 시간을 미루고 늦추는 것을 방지하려면 방과 후 시간 계획을 세워서 자녀가 매일 밤 해야 할 일들이 무엇인지, 그리고 각각의 일을 하는 데 시간이 얼마나 걸릴지를 스스로 생각해보게 해라. 언제까지 일을 마무리해야 할지 구체적인 시간 계획을 세우면 적당한 시간에 잠자리에 들기 위해서는 언제 일을 시작해야 할지 알 수 있다.

자기 점검과 회고. 많은 10대가 충분한 수면이 낮의 생산성을 향상하고 집중력을 높이는 데 얼마나 큰 도움이 되는지를 간과한다. 자녀가 이런 깨달음을 얻을 수 있도록 돕는 방법은 기분이 안 좋거나 집중이 안 되고 산만했던 날을 돌이켜 보고 그 전날 밤에 얼마나 잠을 잘 잤는지를 파악하게 하는 것이다. 매일의 기분과 수면 상황에 대해서 일기에 적어두는 것도 좋다.

아이에게 수면에 관한 질문을 하는 것부터 시작하면 서로 부담이 덜할 것이다. 전날 밤에 제대로 잠을 못 잔 날에는 언쟁을 더 많이 하게 됐나? 충분히 수면을 취한 다음 날에는 학교 수업 시간에 더욱 자신감이 생겼나? 아이가 매일 9시간은 잘 수 있게 도와주고 다음 날 기분이 어땠는지 스스로 돌아보게 해라.

단지 **학습 능력**이 조금 **부족**한 걸까? **아니면 학습장애**일까?

많은 10대가 중학교에서 고등학교로 진급하고 고등학교에서 대학교에 진학할 때 상당한 어려움과 도전 과제에 직면한다. 이처럼 어려움이 나타나고 자녀가 학업 측면에서 힘들어하는 모습이 보인다면 '혹시 아이에게 학습장애가 있는 것은 아닐까?'라는 생각이 들 수도 있다.

근육 운동 및 학습에 관한 역할을 고려할 때 소뇌는 ① 말하기 및 읽기와 관련된 음성 및 이미지 처리와 관련된 난독증dyslexia(難讀症) ② 관심 집중 및 행동 조절과 관련된 주의력 결핍/과잉 행동 장애(ADHD) ③ 수학 개념을 처리하고 숫자 또는 추정을 이해하는 데 심각한 어려움을 겪는 난산증dyscalculia(難算症) ④ 알아볼 수 있게 글씨를 쓰고 문자 언어를 통해서 자신의 생각을 표현하는 데 필요한 소근육 운동과 관련된 난필증dysgraphia(難筆症)을 비롯한 학습장애에 잠재적으로 영향을 미치는 것으로 추측된다.

학습장애는 대개 아동기 초반에 발견되지만 청소년기에 진입하기 전에는 뚜렷하게 드러나지 않는 경우도 있다. 특히 학습장애의 정도가 경미하고 다른 인지적 강점 덕분에 학습과 관련된 어려움을 극복할 수 있는 상황일 때가 그렇다. 어쩌면 아이에게 경미한 난독증이 있고 글을 읽는 것을 어려워하지만 실행 기능 기술이 뛰어나고 미리 계획하고 충분한 시간을 할애해서 독서 및 국어 숙제를 마무리하는 방식으로 미진단 난독증을 극복하는 법을 익혔을지도 모른다. 그러나 고등학교에 들어가면 과제를 마무리할 수 있도록 충분한 시간을 확보하는 데 어려움을 겪을 수도 있다. 읽어야 할 자료의 내용이 더욱 어려워지고 분량도 더욱 길어졌기 때문에 과제를 끝내려면 또래 친구에 비해 시간이 두 배나 걸린다.

마찬가지로 자녀가 숙제를 깜박하고 물건을 제자리에 두지 못해서 잃어버리고 의욕이 저하되는 등 ADHD와 관련된 증상을 나타낼 수도 있다. 또는 말로 된 지시나 대화를 이해하는 데 어려움을 겪는 청각 정보 처리 장애 증상을 보일 수 있다.

학습 능력에는 스펙트럼이 존재한다는 점을 이해하는 것이 중요하다. 즉, 자녀가 학습의 어떤 측면에서는 강점을 보이고 다른 측면에서는 약점을 드러낼 수도 있다. 특수교육 교사인 사라 케스티Sarah Kesty는 학습을 도로 위의 차에 비유해보는 것이 도움이 된다고 조언한다. 어떤 도로는 다른 곳에 비해서 교통체증이 심하고 차들이 느리게 이동한다. 어쩌면 공사 현장이 있는 쪽을 피해서 다른 경로를 택할 수도 있다. 읽기, 수학, 쓰기 등 특정 영역에 대한 학습 전략에 어려움을 겪는 아이는 천천히 움직이는 차량 흐름 속에 있겠지만 그렇다고 해서 계속 가다 서다 할 정도로 정체가 심한 상황은 아니다. 반면에 학습장애가 있는 아이는 교통체증이 너무 심각해서 거의 멈춰 있는 상태이므로 목적지까지 가는 다른 경로를 찾아야만 한다. 특정 학습 영역에서 탁월한 성과를 거두는 아이는 도로에 차가 거의 없으므로 답답한 상황을 겪을 필요 없이 수월하게 목적지에 도달한다.

학습장애는 심리학 및 교육과 관련된 검사에 숙련된 전문가에게 진단을 받아야 한다. 부모가 우려되는 부분이 있다면 자녀가 특정 개념을 이해하고 처리하는 능력이 평균 이하일 가능성이 있다. 그러나 학습과 관련된 어려움은 학습장애로 분류할 만큼 심각하지는 않은 경우도 있다. 만약 자녀의 학습 스타일에 대해서 더 알고 싶다면 전문가의 도움을 구해라.

양육을 위한 팁

10대 자녀의 학습장애를 이해하기

학습장애는 자녀의 학습 능력에 영향을 줄 뿐만 아니라 10대의 연약한 자아 개념과 흔들리는 자신감에도 부정적인 영향을 미친다. 부모는 자녀가 학습 니즈를 이해하고 명확하게 파악할 수 있도록 지원하는 데 중요한 역할을 담당한다. 또한 학습장애 진단과 관련된 오해를 불식시키기 위해 노력할 필요가 있다.

자녀에 대한 검사를 받아라. 아이의 학습 니즈에 대해서 걱정되는 부분이 있다면 숙련된 임상심리 전문가에게 교육 및 학습 관련 검사를 받아보자. 검사자는 학습 관련 상황을 검토하고 사회적, 정서적, 신체적 건강 이력을 전반적으로 살펴봄으로써 총체적인 발달 상황을 파악한다. 그 이후에는 근거 기반 평가를 실시해서 학습 역량을 판단한다. 강점과 약점을 확인해서 아이가 학습장애의 진단

기준에 해당하는지 여부를 결정한다. 그다음 아이가 목적지까지 갈 수 있는 다른 경로를 찾아내는 데 도움이 되도록 관련 전략을 논의하고 추가적인 지원이 필요한 경우에는 다른 전문가를 소개해준다.

학습장애에 대한 낙인을 불식하자. 청소년은 원래 거부와 소외에 민감하게 반응하는데 학습장애 진단을 받으면 이러한 민감성이 더욱 증폭된다. 일부 10대는 학습장애를 지능과 혼동해서 스스로 '바보 같다'거나 '무능하다'는 꼬리표를 붙이기도 한다. 학습장애 진단을 받으면 자존감이 떨어질 가능성이 있다. 학습장애는 지능을 측정하는 척도가 아니라는 점을 자녀에게 확실히 알려주어야 한다. 앞에서 소개한 교통 관련 비유를 들어서 자녀가 학습 스타일의 차이를 개념적으로 이해할 수 있도록 도와주어라. 학습장애 진단을 받았다고 해서 막다른 길에 다다른 것이 아니라 경치가 좋은 길로 돌아서 가는 것이라고 설명해주자.

자녀가 스스로를 지지할 수 있도록 힘을 실어주자. 학습장애가 있다고 해서 학습이나 학업 측면의 성공이 막다른 벽에 다다르는 것은 아니다. 학습장애는 도전 과제와 기회를 모두 제공한다. 가능하면 추가적인 도움을 받을 수 있도록 자녀를 독려해라. 선생님은 아이의 특수한 학습 니즈에 대해서 알고 있는가? 별도의 교실이나 개별 검사 등 적절한 지원이 이루어지고 있는가? 수업 시간에 사용하는 교재의 오디오북을 활용할 수 있는가? 지도 교사, 학습 전문가는 학습에 어려움을 겪는 10대가 스스로 도움을 찾을 수 있는 방법을 알려줄 것이다.

위험한 문제에 대처하기 _ 안전한 신체 활동의 중요성

오래전부터 신체 활동은 스트레스, 주의력 결핍, 불면증을 비롯한 다양한 문제에 대한 해독제로 사랑받아왔다. 연령대를 막론하고 운동은 뇌 유래 신경영양인자brain-derived neurotrophic factor(BDNF)라는 단백질의 생성과 연관이 있다. 이는 뉴런의 성장을 촉진해서 뇌 안의 연결 관계를 더욱 긴밀하게 만들어준다.

청소년기는 이미 뇌 활동이 활발하게 일어나고 있는 시기다. 따라서 연구자들은 이처럼 결정적인 시기에 운동을 하면 구체적으로 뇌에 어떤 이점이 있는지에 대해서 큰 관심을 보이고 있다. 이 분야에 대한 연구는 아직 초기 단계지만 지금까지 발표된 긍정적인 연구 결과에 주목할 만하다. 청소년기의 고강도 심혈관 운동(유산소 운동)은 학업 성취도 향상 및 실행 기능의 개선과 관련이 있다. 스포츠팀에서 활동하는 청소년은 인지적 유연성이 제고되고 반응 시간이 빨라지며 충동성이 줄어들고 시각 공간 능력이 향상된다. 게다가 청소년기에 규칙적인 운동을 하면 기분이 나아지고 특히 우울증을 개선하는 효과가 있다.

이처럼 운동은 10대의 뇌에 많은 이점을 제공하지만 때로는 부상의 위험도 존재한다. 나이가 어린 운동선수는 외상성 뇌 손상의 위험이 대체로 낮은 편이다. 그러나 운동 시간이 길어지고 (축구공을 터치하는 행동에서 태클하는 행동으로 넘어가는 등) 신체 접촉이 늘어나면 위험이 더욱 커진다. 10대는 특정 운동을 많이 할수록 본인의 기술과 역량에 더욱 익숙해지고 자신감이 높아지게 된다. 그러면 신체적 한계를 시험하고 위험한 행동을 하기 쉬워지므로 부상에 취약한 상태가 될 수 있다.

스포츠와 관련된 부상은 대개 반복적인 동작과 혹사로 인한 근골격계 부상에 해당한다. 스포츠로 인한 부상, 특히 뇌진탕이나 외상성 뇌 손상을 입으면 학교에 결석하게 되고 학업 성취도가 하락하기도 한다. 스포츠와 관련된 부상을 당한 이후에 청소년 선수들이 겪는 정체성 상실의 영향력에 관한 연구 결과가 〈유럽 스포츠 과학 저널European Journal of Sport Science〉에 실린 적이 있다. 청소년기 정체성 발달의 중요성을 고려하면 강한 소속감과 동료애를 느끼는 활동으로

부터 단절된 상황이 10대의 자의식에 부정적인 영향을 미치는 것도 당연하다. 부모와 감독은 부상을 당한 선수가 팀의 활동에 참여할 수 있도록 격려해주어야 한다. 그런 선수들에게 특별한 역할을 부여함으로써 부상에서 회복할 때까지 팀에 대한 소속감을 유지할 수 있도록 도와야 한다.

양육을 위한 팁

10대 자녀에게 안전한 스포츠 활동과 신체 건강에 대해서 이야기하는 법

스포츠와 신체 활동은 10대의 일상생활에서 매우 큰 부분을 차지하며 상당한 이점을 제공한다. 안전하게 스포츠 및 신체 단련 활동에 참여할 수 있는 방법을 자녀에게 알려주고 심신의 부상을 당하지 않도록 위험 신호에 유의해라.

정보를 얻어라. 현재 성인들이 과거 10대 시절에 신체 접촉이 잦은 운동을 했던 때와 비교하면 요즘에는 스포츠와 관련된 부상 및 부상을 예방하는 방법에 대한 연구와 관심이 훨씬 더 늘어났다. 스포츠팀의 지도자와 의료진은 잠재적인 부상에 대해서 잘 알고 있고 가장 효과적인 치료법도 파악하고 있다. 신체 접촉이 잦은 운동에 활발하게 참여하거나 관심을 보이기 시작하는 자녀를 둔 부모라면 코치진이 어떻게 선수들의 안전을 보장하는지 알 권리가 있다.

선수가 다쳤을 때의 프로토콜에 대해서 물어보자. 현장에 의료전문가들이 배치되어 있는가? 부상이 얼마나 심각한지를 판단하는 근거 기반 절차가 마련되어 있는가? 신체 접촉이 잦은 운동의 경우에는 특히 뇌진탕이나 외상성 뇌 손상과 관련된 평가 프로토콜을 알아두는 것이 중요하다. 또한 코치가 안전을 위한 부상 예방법을 알려주는 데 얼마나 중점을 두는지를 자녀에게 직접 확인하는 것이 좋다.

자녀가 본인과 타인의 부상을 방지하기 위해서 스포츠 장비를 적절하게 사용하는 방법을 알고 있는가? 두통, 오심, 광(光) 과민, 청각 과민, 나른한 기분, 집중력 저하 또는 기억력 감퇴, 아니면 그냥 '몸 상태가 안 좋은 느낌' 등 뇌진탕의 증상을 잘 알고 있는가? 자녀와 코치진이 안전 관련 지식을 얼마나 갖추고 있고 이해하고 있는지를 확인하자.

운동과 신체 사이즈. 신체상은 10대의 정체성 발달의 일부를 차지하며 민감하게 영향을 받는다. 주로 여자아이들의 사례가 많지만 10대 남자아이의 사례도 일부 존재한다. 신체 활동을 장려할 때는 특정한 신체상에 치우친 편견에 유의해야 한다. 오직 특정한 신체 사이즈 또는 타입을 추구하기 위해서 운동을 한다는 생각을 강화하지 않도록 주의를 기울일 필요가 있다. 신체상에 대한 불만족을 유발하지 않고 신체 활동을 장려하려면 체력 증진 및 인지기능 향상 등 규칙적인 운동에 따른 이점에 집중해야 한다. 또한 신체 및 뇌의 부상을 예방하기 위한 안전한 운동법 등 보호에 초점을 맞춰라.

소뇌 및 뇌간 손상이 미치는 영향

뇌간은 생존 유지에 관여하고 호흡 및 기타 불수의(不隨意) 행동 등 기본적인 생체 기능을 조절하므로 손상될 경우 치명적인 결과를 초래할 수 있다. 신체와 뇌를 연결하는 중계소 역할을 담당하는 뇌간에 손상이 발생하면 생명 유지 메커니즘이 차단되며 인공호흡기 또는 경관 급식feeding tube(經管給食) 등 생명 유지 장치가 필요한 상황이 생긴다. 또한 뇌간 손상은 마비로 이어져서 동작이나 언어를 통한 신체적 소통이 불가능해질 수도 있다. 뇌간에 손상을 입은 사람은 망상, 과민증, 공격성, 무감동, 침울함, 편집증, 탈억제disinhibition(脫抑制) 등 감정과 관련된 증상을 겪는 경우가 많다. 다행스러운 점은 뇌간 손상이 드물게 발생한다는 것이다.

때로는 뇌의 다른 영역에 손상이 발생해서 뇌간 손상을 유발할 수도 있다. 두개골 안에 있는 뇌의 염증 및 부종 때문이다. 뇌간 손상의 원인은 교통사고에서 두경부 뒤쪽의 둔기외상에 이르기까지 다양하다. 회복은 손상이 얼마나 심각한지에 따라 다르다.

일부 뇌간 손상 사례의 경우에는 물리치료를 통해서 뇌와 신체 각 부위 사이의 연결 관계가 손상되거나 파괴된 부분을 재건한다. 또한 언어 치료를 통해 연하swallowing(嚥下) 등 불수의 행동을 익힐 수 있도록 뇌를 재훈련하고 뇌간의 손상으로 인해 지장이 발생한 의사소통 기술을 개선하기도 한다.

소뇌의 손상은 운동실조ataxia(運動失調), 자세 및 균형의 이상, 그리고 조음(調音) 이상, 전반적인 음질의 변화, 목소리의 속도, 세기, 높낮이 변동 등 언어의 변화를 초래할 수 있다. 또한 실행 기능, 공간 지각능력, 언어 처리, 성격 및 기분과 관련된 일련의 장애를 뜻하는 소뇌인지정동증후군cerebellar cognitive affective syndrome(CCAS)을 유발할 수 있다. 소뇌 구조의 이상은 자폐증, 난독증 및 조현병과 관련이 있다. 그러나 이러한 이상이 발생하는 원인은 알려져 있지 않으며, 구조적 이상이 위와 같은 질병들을 유발했는지 아니면 기저질환으로 인해서 발생했는지는 명확하지 않다.

심각한 사례의 수두, 홍역, 유행성 이하선염(볼거리), A형 간염 등 다양한 바이러스와 엡스타인-바 바이러스, 수족구병을 포함한 콕사

키바이러스, 미국 내 모기 매개 질병의 주요 원인인 웨스트나일 바이러스로 인한 감염 때문에 소뇌에 손상이 발생하기도 한다. 바이러스와 관련된 소뇌 손상의 증상은 발현되기까지 몇 주가 걸리기도 한다. 수은이나 납 등 독성물질에 노출되거나 라임병으로 인한 박테리아 감염을 통해서도 소뇌에 손상이 발생할 수 있다. 모든 뇌 영역과 마찬가지로 사고로 인한 두부외상 및 둔기외상이 소뇌에 손상을 입힐 수도 있다.

바비의 성공 사례

야구장에서의 마음 챙김

바비는 고등학교 야구팀의 스타 투수였고 1학년 때 이미 학교 대표팀에 들어갔다. 그의 부모는 바비가 운동에 매진하는 모습에 기뻐했고 그동안 열심히 연습하고 훈련한 덕분에 이만큼 성장한 아들을 자랑스럽게 생각했다. 바비는 운동하고 연습에 참여하고 학교 수업도 충실하게 이수했다.

그런데 2학년에 올라와서 야구 시즌이 시작될 무렵에 어깨 부위에 건염tendinitis(腱炎)이 생기는 바람에 팀의 부상자 명단에 이름을 올리게 되었다. 부상 부위가 나을 때까지는 경기 및 연습 때 벤치에 앉아 있어야만 했다. 청소년 시절에 운동선수로 활동했던 바비의 부모는 아들의 간청에도 불구하고 바로 연습에 복귀하면 안 된다며 신중한 태도를 보였다. 충분히 휴식을 취하지 않으면 건염이 회전근개 파열로 발전되기 쉽다는 사실을 알고 있었기 때문이다.

부모는 바비에게 그동안 한 번도 해본 적이 없는 명상을 배워보라고 권했다. 야구를 하지 못하는 시간을 견디는 것뿐만 아니라 나중에 복귀해서도 명상이 도움이 될 거라고 생각했기 때문이다. 바비는 명상 및 스포츠 심리학과 관련된 이론을 파고들었고 팀 동료들에게 마음 챙김 멘토 역할을 새로 맡게 되었다. 자기가 알게 된 것들을 가르쳐주고 경기 전후에 명상과 마음가짐을 통해서 얻을 수 있는 이점에 대해서 알려주었다. 휴식기 동안 바비는 정체성 변화를 겪었지만 부모의 격려와 응원을 바탕으로 팀 동료들을 지원하는 역할에 잘 적응할 수 있었다.

핵심 요약

이 장에서는 소뇌와 뇌간에 대해서 알아보았고 각 영역이 청소년의 발달에 어떤 역할을 하는지에 관해 살펴보았다.

✦ **소뇌와 뇌간 둘 다 언어 발달에 관여한다**. 10대 자녀가 부모와 같은 언어를 사용해도 종종 아이가 하는 말이 외국어처럼 들릴 수도 있다. 일상생활에서 자녀에게 어떤 일들이 일어나고 있는지를 파악하려면 속어 표현을 어느 정도 알아둘 필요가 있다. 그러나 동시에 자녀가 또래 집단의 언어를 통해서 부모와는 다른 별개의 정체성을 형성할 수 있도록 도와주어야 한다.

✦ **'파충류의 뇌'는 생존 기술에 관여한다**. 스트레스 반응, 특히 투쟁, 도피 또는 경직 반응과 관련이 있다. 혼란스러운 가족역동은 10대의 스트레스 반응에 상당한 영향을 미칠 수 있다. 어떤 문제가 자녀에게 스트레스인지 파악하고 가정에서 차분함과 안전함을 느끼려면 아이에게 무엇이 필요한지 소통하기 위해서 최선을 다하라.

✦ **건강한 수면은 매우 중요하지만 청소년기에는 수면 시간을 확보하기가 쉽지 않다**. 생물학적, 환경적 요인들이 일찍 취침하는 것을 방해하기 때문이다. 부모는 야간에 자녀의 전자기기 사용을 제한할 수 있다. 또한 충분한 수면을 취하지 못하면 인지적, 사회적, 정서적 건강과 행복 측면에서 어떤 대가를 치르게 되는지를 자녀가 스스로 깨닫도록 독려할 필요가 있다.

✦ **소뇌는 학습장애의 발달과 연관이 있다**. 고등학교 또는 대학에 진학해서 더욱 엄격한 학업 수준이 요구되는 상황이 오기 전까지는 경미한 수준의 학습장애를 파악하기가 어려울 수도 있다. 자녀가 학업과 관련된 어려움을 겪고 있다고 판단되면 전문적인 검사를 고려해보자. 학습장애 진단을 받는다고 해서 학업과 관련해 막다른 길에 다다르는 것이 아니다. 자녀의 특별한 교육적 니즈를 지원하는 새로운 방법을 발견할 수 있다는 점을 명심해라.

✦ 10대의 건강과 안전 및 전반적인 행복과 관련해 **신체 활동과 팀 스포츠는 장단점이 명확하다**. 부모와 자녀 모두 부상을 예방하는 법과 부상이 발생했을 때 안전하고 적절하게 치료하는 법을 알아두면 자녀가 건강하고 안전하게 생활하는 데 도움이 된다.

✦ **10대의 뇌간이나 소뇌에 손상이 발생하면 심각한 악영향을 끼칠 수 있다**. 결과적으로 생존에 필수적인 수많은 행동이 상실되거나 저해될 수 있다. 이러한 손상은 균형, 운동 및 인지에도 영향을 미칠 수 있고 자녀의 감정이나 성격에 변화를 유발할 수 있다.

지금까지 10대의 뇌에 대해 살펴보았으며 끝으로 다시 짚어보고 강조하고 싶은 부분이 몇 가지 있다. 이제 독자 여러분도 알겠지만 청소년기에 스스로를 천하무적이라 착각하는 점은 10대에게 강점이기도 하고 약점이기도 하다. 10대는 위험을 감수하며 창의성을 발휘하고 고정관념에서 벗어나 자유롭게 사고함으로써 정체성을 형성할 수 있다. 또한 그 과정에서 본인에게 중요한 이슈와 주제를 파악할 수 있다. 그러나 부모 입장에서는 10대 자녀의 겁 없는 태도가 걱정스럽고 몸서리를 칠 만큼 두렵고 놀랍기도 하다. 직업과 관련된 흥미든 성 정체성과 관련된 영역이든 청소년이 자기 자신에 대해서 탐구하고 알아가려면 어느 정도는 대담무쌍함이 필요하다는 점을 기억하자.

청소년기는 집을 떠나 세상 속에서 자기만의 길을 걸어갈 수 있도록 준비하는 기간이다. 추가로 분비되는 도파민이나 내적 보상의 도움이 없다면 과연 그렇게 할 수 있을까? 그 자체로 이미 힘겨운 과정이기 때문에 그동안 인간의 뇌는 이러한 과정이 더욱 순조롭게 진행될 수 있도록 점차 적응을 거듭해왔다. 위험을 감수하는 것을 허용하되 발달을 저해할 가능성이 있는 위험으로부터 자녀를 보호하는 것이 부모의 역할이다. 무엇이 지나치게 위험한지에 대한 내면의 지표는 개인에 따라 각기 다르다. 옳고 그름은 없다. 다만 부모는 자녀가 시행착오를 통해서 배워나가는 과정을 지원하고 아직 발달 중인 자녀의 전두엽에서 비롯된 경고를 강화하는 역할을 충실히 수행하면 된다.

자녀의 독립을 지원하려면 또래 친구들과 사회적 관계를 맺을 수 있도록 독려해야 한다. 또래 친구들과의 관계 형성이 핵심 발달 지표이기 때문이다. 하지만 자녀의 성장을 뒷받침하기 위해서는 어느 정도 제한을 설정할 필요도 있다. 또래 친구들과의 교류가 늘어나면 자녀가 위험한 행동을 하게 될 가능성이 더 커진다. 따라서 건강한 위험은 감수할 수 있도록 지원하되 한계를 넘어서는 행동을 시도할 때는 내면의 불편함이나 두려움을 나타내는 신호를 스스로 알아차릴 수 있도록 도와주어라. 몰래 외출해서 새로운 이성 친구와 함께 신나게 드라이브를 하면서 짜릿함을 느꼈다 하더라도, 너무 빨리 방향을 꺾거나 낯선 동네에 도착했을 때 과연 심장이 뚝 떨어지는 듯한 순간이 없었을까? 자녀에게 몸이 보내는 신호에 항상 귀를 기울이라고 말해주어라. 특히 안전과 건강에 관해서는 직감을 믿는 것이 좋다. 10대가 향정신성 약물을 시도하는 경우에는 이 점이 더욱 중요하다. 10대는 겁도 없이 뭔가 새로운 것을 시도하기 전에 모든 약물이 똑같은 것은 아니라는 점을 알아둘 필요가 있다.

연습이 완벽함을 만든다. 청소년기는 뇌에 오래 영향을 미치는 습관을 형성하는 데 결정적인 시기다. 행동은 연습을 통해서 강화되며 성인기에는 더욱 확실하게 안정화된다. 따라서 자녀가 자아 성찰을 통해서 신중한 결정을 내리고, 지도와 비디오 게임을 활용해 공간지각능력을 향상하고, 마음 챙김과 일기 쓰기를 통해 감정을 관리하고, 속도를 늦추고 목록을 작성함으로써 주의를 집중하는 법을 연습할 수 있도록 도와주어라.

10대의 발달과 관련해 과학자들은 끊임없이 더 많은 것들을 밝혀내고 있으므로 새로운 연구와 조사 결과를 꾸준히 파악하기란 거의 불가능하다. 최근에는 스트레스에 대한 대처와 관련된 청소년의 뇌 영역에 관한 연구가 진행되고 있는데, 초기 연구 결과에 따르면 10대가 불안 등 괴로운 감정을 떨쳐내고 새로운 관점에서 상황을 재평가하는 데 전두엽 영역이 관여한다고 한다. 아울러 연구자들은 인지 속도 부진sluggish cognitive tempo(SCT)에 관해 탐구하고 있다. 주요 특징으로는 과도한 백일몽, 나른한 기분, 피로 또는 무기력함, 느린 사고, 정신적 혼란 등이 있다. 인지 속도 부진은 청소년기의 ADHD나 여타 행동 장애와는 별개로 간주된다.

이처럼 새로운 정보가 항상 등장하지만 가장 중요한 점은 솔직한 대화, 자아 성찰, 설정 제한, 건강한 행동 모델링 등을 통해 열린 마음으로 10대 자녀와 건강한 관계를 유지하는 것이다. 완벽한 부모가 되는 것이 아니라 여러분의 가족에 어울리는 특별한 방식을 찾는 데 목표를 두어라.

새로운 기술과 소통 전략을 시도해보고 자신의 양육 스타일에 적합한 것을 골라보자. 실수를 통해 배우고 성장하자. 10대 자녀에게, 그리고 자기 자신에게 인내심을 가져라. 모든 상황에 대한 해결책이나 최선의 반응을 갖춰야 할 필요는 없다는 사실을 인정하기를 바란다. 그저 각자 자신의 상황에 맞게 최선의 결정을 내리면 된다. 또한 어려운 상황에 직면했을 때 비판하거나 하찮게 여기는 태도가 아니라 자녀의 성장을 도우려는 마음가짐을 지니기를 바란다.

감사의 말

언제나 긍정적인 태도로
아낌없는 격려와 지원을 베풀어준 가족과 친구들에게
감사의 인사를 전한다.

참고 자료

10대의 스포츠 관련 두부 손상에 관한 온라인 자료

미국 질병통제예방센터(The Centers for Disease Control and Prevention, CDC)는 10대의 뇌진탕 발생률, 주의 깊게 살펴봐야 할 증상 및 치료와 관련된 권고사항 등 풍부하고 구체적인 정보를 제공한다.

- '아동 및 10대의 뇌진탕 관련 안내(Heads Up)'
  CDC.gov/headsup/index.html

소셜미디어 사용 및 10대 자녀와의 소통에 관한 온라인 자료

아동정신연구소(The Child Mind Institute)는 10대 및 아동과 연관된 다양한 질문에 대한 훌륭한 답과 자료를 제공한다. 이곳에서는 읽기 쉬운 짤막한 글을 찾아볼 수 있고 자녀의 발달을 이해하는 데 도움이 되는 최신 정보와 팁을 얻을 수 있다.

- '소셜미디어가 10대에게 미치는 영향(How Using Social Media Affects Teenagers)'
  ChildMind.org/article/how-using-social-media-affects-teenagers
- '10대 자녀와의 소통을 위한 팁(Tips for Communicating with Your Teen)'
  ChildMind.org/article/tips-communicating-with-teen

10대의 성 정체성과 젠더 정체성을 지지하고 이해하는 데 도움이 되는 책

10대 자녀의 성 정체성과 젠더 정체성에 관해서 이야기할 때는 적절한 언어를 찾기가 어려울 수도 있지만 대화를 피해서는 안 된다. 10대의 성 발달 및 젠더 정체성의 발달이라는 주제를 다루는 책을 소개한다.

- G Mady, Jules Zuckerberg, 《퀴어·트랜스 정체성 안내서(A Quick & Easy Guide to Queer & Trans Identities)》, Limerence Press, 2019.
- Justin Richardson, Mark A. Schuster, 《성과 관련해 자녀가 절대로 모르기를 바랐던 (하지만 물어볼까 봐 겁났던) 모든 것(Everything You Never Wanted Your Kids to Know about Sex(but Were Afraid They'd Ask))》, Harmony, 2004.

10대 자녀의 정서 지능과 정신 건강을 지원하는 데 도움이 되는 책

10대 자녀의 감정에 대해 대화를 나눌 때 구체적인 도구와 자료가 필요하다면 다음을 참고하자. 10대 자녀와 소통하는 방법을 배울 수 있다. 또한 부모와 자녀가 함께 해볼 만한 구체적인 활동이 소개된 워크북도 있다.

- 존 가트만(John Gottman), 《내 아이를 위한 사랑의 기술(Raising an Emotionally Intelligent Child)》, 한국경제신문, 2007.
- Jennifer Shannon, 《10대를 위한 수줍음과 사회불안 워크북(The Shyness&Social Anxiety Workbook for Teens)》, Instant Help Books, 2012.
- Bob Stahl, Florence Meleo-Meyer, Lynn Koerbel, 《마음 챙김에 기반을 둔 불안 스트레스 완화 워크북(A Mindfulness-Based Stress Reduction Workbook for Anxiety)》, New Harbinger Publications, 2014.

10대의 뇌에 관한 책과 TED 강연

10대의 뇌에 대해 더 알고 싶다면 다음 자료를 참고하자. 특히 10대의 뇌 중에서도 청소년기에 가장 큰 변화가 일어나는 전두엽 영역을 깊이 있게 이해하는 데 도움이 될 것이다.

- 사라제인 블레이크모어(Sarah-Jayne Blakemore), 《나를 발견하는 뇌과학(Inventing Ourselves:The Secret Life of the Teenage Brain)》, 문학수첩,

2022.

- 사라제인 블레이크모어, '청소년 뇌의 신비한 작동 방식(The Mysterious Workings of the Adolescent Brain)', TED글로벌 2012, 스코틀랜드 에딘버러, 2012년 6월 촬영(14분 10초)
TED.com/talks/sarah_jayne_blakemore_the_mysterious_workings_of_the_adolescent_brain?language=en
- 대니얼 J. 시겔(Daniel J. Siegel), 《십 대의 두뇌는 희망이다(Brainstorm:The Power and Purpose of the Teenage Brain)》, 처음북스, 2014.

부모의 감정 발달을 지원하는 데 도움이 되는 책

본인의 감정 치유 및 성장을 탐구하고자 하는 부모에게는 다음과 같은 책을 추천한다. 아동은 읽지 말 것!

- 존 브래드쇼(John Bradshaw), 《상처받은 내면 아이 치유(Home Coming:Reclaiming&Championing Your Inner Child)》, 학지사, 2004.
- 니콜 르페라(Nicole LePera), 《내 안의 어린아이가 울고 있다(How to Do the Work)》, 웅진지식하우스, 2021.
- Emily and Amelia Nagoski, 《번아웃:스트레스 사이클을 이해하는 비결(Burnout:The Secret to Unlocking the Stress Cycle)》, Ballantine Books, 2020.

10대 자녀의 조직화 기술에 도움이 되는 자료

10대 자녀가 갈등을 해결하고 감정을 조절하고 독립성을 키우고 체계성과 조직성을 갖추고 일정을 관리하는 데 도움이 되는 방법을 제시하는 책이다.

- 리처드 궤어(Richard Guare), 페그 도슨(Peg Dawson), 콜린 궤어(Colin Guare), 《산만한 내 아이 집중력 높이는 방법(Smart but Scattered Teens)》, 리스컴, 2016.

참고 문헌

1장

Arroyos-Jurado, Elsa, Jane S. Paulsen, Stewart Ehly, Jeffrey E. Max, '아동 및 청소년의 외상성 뇌 손상(TBI):손상이 학업 및 지적능력에 미치는 영향(Traumatic Brain Injury in Children and Adolescents:Academic and Intellectual Outcomes Following Injury)', 〈특수성(Exceptionality) 14, no. 3〉 (2006년 1월): 125-140. doi: 10.1207/s15327035ex1403_2.

Asemota, Anthony O., Benjamin P. George, Steven M. Bowman, Adil H. Haider, Eric B. Schneider, '미국 청소년의 외상성 뇌 손상(TBI)의 원인 및 동향(Causes and Trends in Traumatic Brain Injury for United States Adolescents)', 〈신경외상학회지(Journal of Neurotrauma) 30, no. 2〉 (2013년 1월 15일): 67-75. doi: 10.1089/neu.2012.2605.

사라제인 블레이크모어, 《나를 발견하는 뇌과학》, 문학수첩, 2022.

Christensen, Jennaya, Eric Eyolfson, Sabrina Salberg, Richelle Mychasiuk, '청소년기의 외상성 뇌 손상(TBI):신경생물학 및 행동 측면의 기반 및 결과에 대한 검토(Traumatic Brain Injury in Adolescence:A Review of the Neurobiological and Behavioural Underpinnings and Outcomes)', 〈발달심리학 리뷰(Developmental Review) 59, no. 1〉 (2021년 3월): 100943. doi: 10.1016/j.dr.2020.100943.

Emery, Carolyn A., Karen M. Barlow, Brian L. Brooks, Jeffrey E. Max, Angela Villavicencio-Requis, Vithya Gnanakumar, Helen Lee Robertson, Kathryn Schneider, Keith Owen Yeates, '아동 및 청소년의 경미한 외상성 뇌 손상(TBI)에 따른 정신의학적, 심리적 및 행동 측면의 결과에 대한 체계적 검토(A Systematic Review of Psychiatric, Psychological, and Behavioural Outcomes Following Mild Traumatic Brain Injury in Children and Adolescents)', 〈캐나다 정신의학 저널(The Canadian Journal of Psychiatry) 61, no. 5〉 (2016년 5월): 259-269. doi: 10.1177/0706743716643741.

Hehar, Harleen, Keith Yeates, Bryan Kolb, Michael J. Esser, Richelle Mychasiuk, '청소년기 쥐의 충동성 및 뇌진탕:전두선조체 경로의 분자 및 구조적 측면에 대한 연구(Impulsivity and Concussion in Juvenile Rats: Examining Molecular and Structural Aspects of the Frontostriatal Pathway)', 〈플로스 원(PLoS One) 10, no. 10〉 (2015년 10월 8일): e0139842. doi: 10.1371/journal.pone.0139842.

Iazeva, Elizaveta G., Liudmila A. Legostaeva, Alexey A. Zimin, Dmitry V. Sergeev, Maxim A. Domashenko, Vladislav Y. Samorukov, Dzhamilya G. Yusupova 외, '혼수회복척도 개정판(CRS-R)에 대한 러시아의 타당화 연구(A Russian Validation Study of the Coma Recovery Scale-Revised(CRS-R))', 〈뇌 손상(Brain Injury) 33, no. 2〉 (2019년): 218-225. doi: 10.1080/02699052.2018.1539248.

Marschark, Marc, Lynda M. Richtsmeier, John T. E. Richardson, Herbert

F. Crovitz, Jacqueline Henry, '아동기 및 청소년기에 경미한 외상성 뇌 손상(TBI)을 입은 대학생의 지적·정서적 기능(Intellectual and Emotional Functioning in College Students Following Mild Traumatic Brain Injury in Childhood and Adolescence)', 〈두부외상 재활 저널(The Journal of Head Trauma Rehabilitation) 15, no. 6〉 (2000년 12월): 1227 – 1245. doi: 10.1097/00001199-200012000-00004.

대니얼 J. 시겔 《십 대의 두뇌는 희망이다》, 처음북스, 2014.

2장

Blest-Hopley, Grace, Marco Colizzi, Vincent Giampietro, Sagnik Bhattacharyya, '청소년의 뇌는 칸나비스의 효과에 더욱 취약한가? 증거에 대한 서술적 검토(Is the Adolescent Brain at Greater Vulnerability to the Effects of Cannabis? A Narrative Review of the Evidence)', 〈정신의학 최신 연구(Frontiers in Psychiatry) 11〉 (2020년 8월 26일): 859. doi: 10.3389/fpsyt.2020.00859.

Bortz, Katherine, '아동 및 10대의 아편유사제 관련 사망률이 약 300% 증가하다(Opioid-related Deaths Increase Nearly 300% in Kids, Teens)', 〈아동 감염병(Infectious Diseases in Children) 32, no. 2〉 (2019년): 21 – 22. doi: 10.1001/jamanetworkopen.2018.6558.

Choudhury, Suparna, Sarah-Jayne Blakemore, Tony Charman, '청소년기의 사회인지 발달(Social Cognitive Development during Adolescence)', 〈사회인지·정서 신경과학(Social Cognitive and Affective Neuroscience) 1, no. 3〉 (2006년 12월): 165 – 174. doi: 10.1093/scan/nsl024.

Choudhury, Suparna, Tony Charman, Victoria Bird, Sarah-Jayne

Blakemore, '청소년기의 행동 표현 발달(Development of Action Representation during Adolescence)', 〈신경심리학(Neuropsychologia) 45, no. 2〉 (2007년 1월): 255–262. doi: 10.1016/j.neuropsychologia.2006.07.010.

Constantinidis, Christos, David J. Bucci, Michael D. Rugg, '후두정피질의 인지적 기능(Cognitive Functions of the Posterior Parietal Cortex)', 〈통합 신경과학 최신 연구(Frontiers in Integrative Neuroscience) 7〉 (2013년 5월 9일): 35. doi: 10.3389/fnint.2013.00035.

Culham, Jody C., Nancy G. Kanwisher, '인간 두정피질의 인지적 기능에 대한 뇌 영상(Neuroimaging of Cognitive Functions in Human Parietal Cortex)', 〈현대 신경생물학 견해(Current Opinion in Neurobiology) 11, no. 2〉 (2001년 4월): 157–163.

Gobbi, Gabriella, Tobias Atkin, Tomasz Zytynski, Shouao Wang, Sorayya Askari, Jill Boruff, Mark Ware 외, '청소년기의 칸나비스 사용과 성인 초기의 우울, 불안 및 자살 경향성 위험의 연관성:체계적 고찰 및 메타분석(Association of Cannabis Use in Adolescence and Risk of Depression, Anxiety, and Suicidality in Young Adulthood:A Systematic Review and Meta-analysis)', 〈미국 의학협회 정신의학저널(JAMA Psychiatry) 76, no. 4〉 (2019년 4월 1일): 426–434. doi: 10.1001/jamapsychiatry.2018.4500.

Guerri, Consuelo, María Pascual, '알코올 또는 약물 남용으로 유발된 신경면역 활성화가 청소년의 뇌 발달에 미치는 영향(Impact of Neuroimmune Activation Induced by Alcohol or Drug Abuse on Adolescent Brain Development)', 〈국제 신경과학 저널(International Journal of Developmental Neuroscience) 77〉 (2019년 10월): 89–98. doi: 10.1016/j.ijdevneu.2018.11.006.

Hartley, David E., Sarah Elsabagh, Sandra E. File, '폭음과 성:젊고 건강한 자원봉사자들의 기분 및 인지 기능에 대한 영향(Binge Drinking and Sex: Effects on Mood and Cognitive Function in Healthy Young Volunteers)', 〈약리 생화학 행동 학회지(Pharmacology Biochemistry and Behavior) 78, no. 3〉 (2004년 7월): 611–619. doi: 10.1016/j.pbb.2004.04.027.

Heimlich, Barbara H, '절호의 기회? 청소년기, 음악 그리고 대수학(Window of Opportunity? Adolescence, Music, and Algebra)', 〈청소년 연구 저널(Journal of Adolescent Research) 25, no. 4〉 (2010년 4월 29일): 557–577. doi: 10.1177/0743558410366594.

Husain, Masud, Parashkev Nachev, '공간과 두정피질(Space and the Parietal Cortex)', 〈인지과학 동향(Trends in Cognitive Sciences) 11, no. 1〉 (2007년 1월): 30–36. doi: 10.1016/j.tics.2006.10.011.

Johnson, David W, '건설적인 또래 관계, 사회적 발달 및 협동 학습 경험:약물 남용 예방에 대한 시사점(Constructive Peer Relationships, Social Development, and Cooperative Learning Experiences:Implications for the Prevention of Drug Abuse)', 〈약물 교육 저널(Journal of Drug Education) 10, no. 1〉 (1980년), 7–24. doi: 10.2190/UTL2-CRQJ-N3RA-W7HQ.

Kahn, Christopher A., Victor Cisneros, Shahram Lotfipour, Ghasem Imani, Bharath Chakravarthy, '부주의 운전-차량 충돌 사고의 예방 가능한 주요 원인:그냥 전화를 끊고 운전하라, 〈서양 응급의학 저널(Western Journal of Emergency Medicine) 16, no. 7〉 (2015년 12월): 1033–1036. doi: 10.5811/westjem.2015.10.28040.

Keyes, Katherine M., Caroline Rutherford, Richard Miech, '청소년의

담배, 알코올, 마리화나 사용 시작 및 순서의 역사적 추이(1976~2016): 청소년기 '관문' 패턴에 대한 시사점(Historical Trends in the Grade of Onset and Sequence of Cigarette, Alcohol, and Marijuana Use among Adolescents from 1976–2016:Implications for 'Gateway' Patterns in Adolescence)', 〈약물 및 알코올 의존(Drug and Alcohol Dependence) 194〉 (2019년 1월 1일): 51–58. doi: 10.1016/j.drugalcdep.2018.09.015.

Kubik, Veit, Fabio Del Missier, Timo Mäntylä, '공간 능력은 지연된 의도에 대한 기억에 기여한다(Spatial Ability Contributes to Memory for Delayed Intentions)', 〈인지 연구:원리와 시사점(Cognitive Research: Principles and Implications) 5, no. 1〉 (2020년 12월): 1–10. doi: 10.1186/s41235-020-00229-2.

Lester, Louise, Ruth Baker, Carol Coupland, Elizabeth Orton, '젊은 연령층(10~24세)의 알코올 오용 및 손상에 관한 연구 결과(Alcohol Misuse and Injury Outcomes in Young People Aged 10–24)', 〈청소년 건강 저널(Journal of Adolescent Health) 62, no. 4〉 (2018년 4월):450–456. doi: 10.1016/j.jadohealth.2017.10.003.

Lisdahl, Krista M., Erika R. Gilbart, Natasha E. Wright, Skyler Shollenbarger, '지연을 감수할까? 청소년의 알코올 및 마리화나 사용 시작이 인지, 뇌 구조 및 기능에 미치는 영향(Dare to Delay? The Impacts of Adolescent Alcohol and Marijuana Use Onset on Cognition, Brain Structure, and Function)', 〈정신의학 최신 연구 4〉 (2013년): 53. doi: 10.3389/fpsyt.2013.00053.

Mäntylä, Timo, '멀티태스킹에 대한 젠더별 차이점은 공간 능력을 반영한다(Gender Differences in Multitasking Reflect Spatial Ability)', 〈심리과학 저널(Psychological Science) 24, no. 4〉 (2013년 4월): 514–520. doi: 10.1177/0956797612459660.

McBride, Maranda, Lemuria Carter, '10대의 운전 중 문자 전송이 만연한 세태에 영향을 미치는 요인(Teen Texting While Driving:Factors Influencing This Epidemic Behavior)', 〈인간공학회 연례회의 보고서(Proceedings of the Human Factors and Ergonomics Society Annual Meeting 60) no. 1〉 (2016년 9월): 1647－1651. doi: 10.1177/1541931213601379.

Miech, Richard, Lloyd Johnston, Patrick M. O'Malley, '최근 10년간 청소년의 마리화나 사용 유경험율 및 태도(Prevalence and Attitudes Regarding Marijuana Use among Adolescents over the Past Decade)', 〈미국 소아과학회지(Pediatrics) 140, no. 6〉 (2017년 12월): e20170982. doi: 10.1542/peds.2017-0982.

Newsome | Melton, '뇌 손상(Brain Injury)'

Newsome | Melton. '척수 손상(Spinal Cord Injury)'

Rawley, Justin B., Christos Constantinidis, '영장류의 후두정피질에서 학습과 작업기억의 신경 상관(Neural Correlates of Learning and Working Memory in the Primate Posterior Parietal Cortex)', 〈학습 및 기억 신경생물학(Neurobiology of Learning and Memory) 91, no. 2〉 (2009년 2월): 129－138. doi: 10.1016/j.nlm.2008.12.006.

Romer, Daniel, Yi-Ching Lee, Catherine C. McDonald, Flaura K. Winston, '청소년기, 주의 배분 및 안전 운전', 〈청소년 건강 저널 54, suppl. 5〉 (2014년 5월), S6－S15. doi: 10.1016/j.jadohealth.2013.10.202.

Romero, Romina A., Sean D. Young, '코로나19 팬데믹 기간의 청소년과 아편유사제 관련 연구 결과(Adolescents and Opioid-related Outcomes amidst the COVID-19 Pandemic)', 〈중독질환 저널(Journal of Addictive Diseases)〉 (2021년 5월):

1 –8. doi: 10.1080/10550887.2021.1916420.

Scaife, Jessica, Theodora Duka, '폭음 경향이 있는 젊은 사회적 음주자들의 전두엽 기능에 대한 행동 척도(Behavioural Measures of Frontal Lobe Function in a Population of Young Social Drinkers with Binge Drinking Pattern)', 〈약리 생화학 행동 학회지 93, no. 3〉 (2009년 9월): 354 –362. doi: 10.1016/j.pbb.2009.05.015.

Silins, Edmund, L. John Horwood, George C. Patton, David M. Fergusson, Craig A. Olsson, Delyse M. Hutchinson, Elizabeth Spry 외, '청소년기의 칸나비스 사용에 따른 성년 초반기의 후유증:통합 분석(Young Adult Sequelae of Adolescent Cannabis Use: An Integrative Analysis)', 〈랜싯 정신의학(The Lancet Psychiatry) 1, no. 4〉 (2014년 9월): 286 –293. doi: 10.1016/S2215-0366(14)70307-4.

Skrypchuk, Lee, Alexandros Mouzakitis, Pat Langdon, P. John Clarkson, '나이와 젠더가 운전 시 과업 수행에 미치는 영향(The Effect of Age and Gender on Task Performance in the Automobile)', 《장벽 허물기(In Breaking Down Barriers)》, Pat Langdon, Jonathan Lazar, Ann Heylighen, Hua Dong 편집. 17 –27. Cham(2018년)

Squeglia, Lindsay M., Joanna Jacobus, Susan F. Tapert, '약물 사용이 청소년의 뇌 발달에 미치는 영향(The Influence of Substance Use on Adolescent Brain Development)', 〈임상 EEG와 신경과학(Clinical EEG and Neuroscience) 40, no. 1〉 (2009년): 31 –38. doi: 10.1177/155005940904000110.

Torres, Elizabeth B., Rodrigo Quian Quiroga, He Cui, Christopher Buneo, '후두정피질에서의 학습 및 경로 계획의 신경 상관(Neural Correlates of Learning and Trajectory Planning in the Posterior Parietal Cortex)', 〈통합 신경과학 최신 연구 7〉

(2013년): 39. doi: 10.3389/fnint.2013.00039.

Townshend, Julia M., Theodora Duka, '젊은 사회적 음주자의 폭음, 인지 수행능력 및 기분(Binge Drinking, Cognitive Performance and Mood in a Population of Young Social Drinkers)', 〈알코올 중독:임상·실험 연구(Alcoholism: Clinical and Experimental Research) 29, no. 3〉 (2005년 3월): 317-325. doi: 10.1097/01.alc.0000156453.05028.f5.

3장

Alfe, Joseph C., Grant D. Talabay, '10대의 일탈 행동에 대한 미국의 새로운 부기맨:폭력적인 비디오 게임과 수정헌법 제1조(America's Newest Boogeyman for Deviant Teen Behavior: Violent Video Games and the First Amendment)', 〈페이스 지적재산권·스포츠·엔터테인먼트 법률 포럼(Pace Intellectual Property, Sports&Entertainment Law Forum) 9, no. 1〉 (2020년 6월): xliii. digitalcommons.pace.edu/pipself/vol9/iss1/2

Anand, Kuljeet Singh, Vikas Dhikav, '건강 및 질병과 해마:개관(Hippocampus in Health and Disease:An Overview)', 〈인도 신경학회 연보(Annals of Indian Academy of Neurology) 15, no. 4〉 (2012년 10~12월): 239-246. doi: 10.4103/0972-2327.104323.

Blesser, Barry, Linda-Ruth Salter, 《공간의 언어-청각 건축에 대한 경험(Spaces Speak, Are You Listening? Experiencing Aural Architecture)》 매사추세츠주 케임브리지:MIT 출판사(2007년)

Brawer, Jacob W., J. Galen Buckwalter, '10세 이상 이용가 등급의 다소 폭력적인 비디오 게임에 대한 일시적 노출이 10대 게임 사용자의 단기 주의력 및 집중력에 미치는 영향(Impact of Brief Exposure to an E10-Rated, Mildly-Violent Video Game on Teen Players' Short-Term Attention and Concentration Ability)', 〈젊은 탐구자 저널(Journal of Young Investigators) 35, no. 4〉 (2018년 10월). doi: 10.22186/JYI.35.4.77-80.

Butterfield, Rosalind D., Jennifer S. Silk, Kyung Hwa Lee, Greg S. Siegle, Ronald E. Dahl, Erika E. Forbes, Neal D. Ryan, Jill M. Hooley, Cecile D. Ladouceur, '부모의 역할은 여전히 중요하다! 부모의 따스한 사랑이 2년 후 청소년의 뇌 기능, 불안 및 우울 증상에 영향을 미친다(Parents Still Matter! Parental Warmth Predicts Adolescent Brain Function and Anxiety and Depressive Symptoms 2 Years Later)', 〈발달 및 정신병리학(Development and Psychopathology) 33, no. 1〉 (2021년 2월): 226-239. doi: 10.1017/S0954579419001718.

Calabrò, Rocco S., Alberto Cacciola, Daniele Bruschetta, Demetrio Milardi, Fabrizio Quattrini, Francesca Sciarrone, Gianluca la Rosa, Placido Bramanti, Giuseppe Anastasi, '신경해부학과 인간 성 행동의 기능:그동안 간과했거나 아직 잘 알려지지 않은 문제일까?', 〈뇌와 행동(Brain and Behavior) 9, no. 12〉(2019년): e01389. doi: 10.1002/brb3.1389.

Cardinal, Rudolf N., John A. Parkinson, Jeremy Hall, Barry J. Everitt, '감정과 동기 부여:편도체, 복측선조체 및 전전두엽의 역할(Emotion and Motivation: The Role of the Amygdala, Ventral Striatum, and Prefrontal Cortex)', 〈신경과학·생물행동 리뷰(Neuroscience&Biobehavioral Reviews) 26, no. 3〉 (2002년 5월): 321-352. doi: 10.1016/s0149-7634(02)00007-6.

Cheng, Hewei, Jie Liu, '인터넷 중독 장애와 편도체 연결성의 변화(Alterations in Amygdala Connectivity in Internet Addiction Disorder)', 〈사이언티픽 리포트(Scientific Reports) 10, no. 1〉(2020년): 1-10. doi: 10.1038/s41598-020-59195-w.

de Graaf, Hanneke, Ine Vanwesenbeeck, Liesbeth Woertman, Wim Meeus, '서구 사회에서의 양육과 청소년의 성적 발달(Parenting and Adolescents' Sexual Development in Western Societies)', 〈유럽 심리학자(European Psychologist) 16, no. 1〉(2011년): 21 – 31. doi: 10.1027/1016-9040/a000031.

Ehme, Rachel, '소셜미디어 사용이 10대에게 미치는 영향', 아동정신연구소. 2021년 8월 16일 접속. ChildMind.org/article/how-using-social-media-affects-teenagers.

Eiland, Lisa, Russell D. Romeo, '스트레스와 청소년의 뇌 발달(Stress and the Developing Adolescent Brain)', 〈신경과학(Neuroscience) 249〉 (2013년 9월 26일):162 – 171. doi: 10.1016/j.neuroscience.2012.10.048.

Fasano, Maria Celeste, Joana Cabral, Angus Stevner, Peter Vuust, Pauline Cantou, Elvira Brattico, Morten L. Kringelbach, '청소년기 초기의 뇌와 음악:기능적 역학에 대한 분석은 안와전두피질의 보상 시스템이 관여함을 보여준다(The Early Adolescent Brain on Music:Analysis of Functional Dynamics Reveals Engagement of Orbitofrontal Cortex Reward System', 〈바이오아카이브(bioRxiv)〉 (2020년). doi: 10.1101/2020.06.18.148072.

Ferguson, Christopher J. '폭력적인 비디오 게임, 성차별적인 비디오 게임, 그리고 법률:우리가 영향을 찾을 수 없는 이유는 무엇일까?(Violent Video Games, Sexist Video Games, and the Law: Why Can't We Find Effects?)' 〈법률 및 사회과학 연례 고찰(Annual Review of Law and Social Science) 14〉 (2018년 10월): 411 – 426. doi: 10.1146/annurev-lawsocsci-101317-031036.

Frere, Pauline Bezivin, Nora C. Vetter, Eric Artiges, Irina Filippi, Rubén Miranda, Hélène Vulser 외, '성이 변연계의 구조적 성숙 및

청소년기의 감정 조절에 미치는 영향(Sex Effects on Structural Maturation of the Limbic System and Outcomes on Emotional Regulation during Adolescence)', 〈뇌 영상(NeuroImage) 210, no. 116441〉 (2020년 4월 15일): 116441. doi: 10.1016/j.neuroimage.2019.116441.

He, Qinghua, Ofir Turel, Damien Brevers, Antoine Bechara, '일반 인구 집단에서 소셜미디어의 과도한 사용은 편도체-선조체와 관련이 있으나 전전두엽의 형태학과는 관련이 없다(Excess Social Media Use in Normal Populations Is Associated with Amygdala-striatal but Not with Prefrontal Morphology)', 〈정신의학 연구:뇌 영상(Psychiatry Research:Neuroimaging) 269〉 (2017년 11월 30일): 31-35. doi:10.1016/j.pscychresns.2017.09.003.

King, Daniel L., Paul H. Delfabbro, '청소년기 인터넷 게임 장애의 인지 정신병리(The Cognitive Psychopathology of Internet Gaming Disorder in Adolescence)', 〈이상 아동 심리학 저널(Journal of Abnormal Child Psychology) 44, no. 8〉 (2016년 11월): 1635-1645. doi: 10.1007/s10802-016-0135-y.

Koelsch, Stefan, '음악이 불러일으키는 감정의 뇌 상관(Brain Correlates of Music-evoked Emotions)', 〈네이처 신경과학 리뷰(Nature Reviews Neuroscience) 15, no. 3〉 (2014년 3월): 170-180. doi: 10.1038/nrn3666.

Majid, DS Adnan, Sarah M. Burke, Amirhossein Manzouri, Teena D. Moody, Cecilia Dhejne, Jamie D. Feusner, Ivanka Savic, '자신의 신체에 대한 정보 처리와 관련된 신경계는 출생 시 지정된 성별이 아니라 젠더 정체성에 맞춰서 조정된다(Neural Systems for Own-body Processing Align with Gender Identity Rather than Birth-assigned Sex)', 〈대뇌피질(Cerebral Cortex) 30, no. 5〉 (2020년): 2897-2909. doi: 10.1093/cercor/bhz282.

Massiah, Sade, Minh Bui, '테크놀로지, 소셜미디어, 비디오 게임', L&B 카운슬링(L&B Counseling)에서 발표. 노스캐롤라이나주 샬럿. 2020년 최종 수정. SlidePlayer.com/slide/17758047.

McDade, Rhyanne S., Rebecca A. Vidourek, Kavya S. Biradar, Keith A. King, Ashley A. Merianos, '부모와의 소통이 미국 흑인 청소년의 성 행동에 미치는 영향:문헌 고찰에 대한 소고(Impact of Parental Communication on African American Adolescent Sexual Behavior:A Mini Literature Review)', 〈섹슈얼리티&문화(Sexuality&Culture) 24, no. 5〉(2020년 10월): 1579 – 1593. doi: 10.1007/s12119-019-09678-4.

Nuyens, Filip, Daria J. Kuss, Olatz Lopez-Fernandez, Mark D. Griffiths, '문제가 있는 비디오 게임과 인지 기술에 대한 실험적 분석:체계적 고찰(The Experimental Analysis of Problematic Video Gaming and Cognitive Skills: A Systematic Review)', 〈행동·인지 치료 저널(Journal de Thérapie Comportementale et Cognitive) 27, no. 3〉 (2017년): 110 – 117. doi: 10.1016/j.jtcc.2017.05.001.

Poon, Kai-Tak, Yufei Jiang, '소셜미디어에서 '좋아요'가 줄어드는 것:마음 챙김은 온라인 소외감의 해로운 효과를 완화한다(Mindfulness Ameliorates the Detrimental Effects of Feeling Left Out Online)', 〈마음 챙김(Mindfulness) 11, no. 4〉 (2020년): 1038 – 1048. doi: 10.1007/s12671-020-01313-w.

Provensi, Gustavo, Scheila Daiane Schmidt, Marcus Böehme, Thomaz F. S. Bastiaanssen, Barbara Rani, Alessia Costa, Fiona Fouhy 외, '청소년기에 스트레스로 인한 인지 및 마이크로바이옴의 변화를 식단을 통해서 예방하는 법(Preventing Adolescent Stress-induced Cognitive and Microbiome Changes by Diet)', 〈미국 국립과학원(NAS) 연례 보고서(Proceedings of the National Academy of Sciences) 116, no. 19〉 (2019년 4월):9644 – 9651. doi:

10.1073/pnas.1820832116.

Rehman, Amna, Yasir Al Khalili, '신경해부학, 후두엽(Neuroanatomy, occipital lobe)', 스탯펄스(StatPearls), 2021년 7월 31일 최종 수정. ncbi.nlm.nih.gov/books/NBK544320/#article-26090.s1

Justin Richardson, Mark A. Schuster, 《성과 관련하여 자녀가 절대로 모르기를 바랐던 (하지만 물어볼까 봐 겁났던) 모든 것》, Harmony, 2004.

Romeo, Russell D., '스트레스가 청소년의 뇌 구조에 미치는 영향:청소년의 정신 건강에 대한 시사점(The Impact of Stress on the Structure of the Adolescent Brain: Implications for Adolescent Mental Health)', 〈뇌 연구(Brain Research) 1654〉 (2017년 1월 1일): 185 - 191. doi: 10.1016/j.brainres.2016.03.021.

Romeo, Russell D, '10대의 뇌:스트레스 반응과 청소년의 뇌', 〈현대 심리과학 동향(Current Directions in Psychological Science) 22, no. 2〉 (2013년 4월): 140 - 145. doi:10.1177/0963721413475445.

Sabatier, Colette, Dayana Restrepo Cervantes, Mayilín Moreno Torres, Olga Hoyos De los Rios, Jorge Palacio Sañudo, '아동 및 청소년의 감정 조절:개념, 과정 및 영향(Emotion Regulation in Children and Adolescents:Concepts, Processes and Influences)', 〈카리브해의 심리학(Psicología Desde el Caribe) 34, no. 1〉 (2017년 4월): 101 - 110.

Sarmiento, Irene G., Chelsea Olson, GeckHong Yeo, Yuchi Anthony Chen, Catalina L. Toma, B. Bradford Brown, Amy Bellmore, Marie-Louise Mares, '소셜미디어는 청소년의 내면화 행동을 개선하는가? 아니면 악화시키는가? 체계적, 서술적 고찰을 통한 결론(Does Social Media Use Improve or Worsen

Adolescents' Internalizing Behaviors? Conclusions from a Systematic Narrative Review)', 〈테크놀로지, 마음, 사회 연례 보고서(Proceedings of the Technology, Mind, and Society)〉 (2018년 4월): 1 – 2. doi: 10.1145/3183654.3183699.

Shams, Tahireh A., George Foussias, John A. Zawadzki, Victoria S. Marshe, Ishraq Siddiqui, Daniel J. Müller, Albert H. C. Wong, '비디오 게임이 인지 및 뇌 구조에 미치는 영향:신경정신장애에 대한 잠재적 시사점(The Effects of Video Games on Cognition and Brain Structure:Potential Implications for Neuropsychiatric Disorders)', 〈현대 정신의학 보고서(Current Psychiatry Reports) 17, no. 9〉 (2015년 9월):1 – 15. doi: 10.1007/s11920-015-0609-6.

Sherman, Lauren E., Ashley A. Payton, Leanna M. Hernandez, Patricia M. Greenfield, Mirella Dapretto, '청소년기에 '좋아요'의 힘:소셜미디어에 대한 신경·행동 반응에 또래 영향력이 미치는 효과(The Power of the Like in Adolescence:Effects of Peer Influence on Neural and Behavioral Responses to Social Media)', 〈심리과학 저널 27, no. 7〉 (2016년 7월): 1027 – 1035. doi: 10.1177/0956797616645673.

Singh, Kunsh, Karen Molloy, '비디오 게임에 참여한 10대의 인지 변화(The Changes of Cognition in Teenagers after Playing Video Games)', 〈학생 연구 저널(Journal of Student Research) 10, no. 2〉 (2021년). doi: 10.47611/jsrhs.v10i2.1748.

Sorrells, Shawn F., Mercedes F. Paredes, Dmitry Velmeshev, Vicente Herranz-Pérez, Kadellyn Sandoval, Simone Mayer, Edward F. Chang 외, '청소년기에는 편도체에서 미성숙한 흥분성 뉴런이 발달한다(Immature Excitatory Neurons Develop during Adolescence in the Human Amygdala)', 〈네이처 커뮤니케이션즈(Nature Communications) 10, no. 2748〉 (2019년): 1 – 15. doi:

10.1038/s41467-019-10765-1.

Sriwilai, Kanokporn, Peerayuth Charoensukmongkol, '페이스북으로 달아나지 말고 문제를 직면하라:소셜미디어 중독이 마음 챙김에 미치는 영향과 대응 전략 및 감정 소진에 초래하는 결과(Face It, Don't Facebook It: Impacts of Social Media Addiction on Mindfulness, Coping Strategies and the Consequence on Emotional Exhaustion)', 〈스트레스와 건강(Stress and Health) 32, no. 4〉 (2016년 10월): 427 – 434. doi: 10.1002/smi.2637.

Stein, Jan-Philipp, Elena Krause, Peter Ohler, '모든 (인스타)그램이 중요하다? 인스타그램이 어린 연령대 사용자의 신체 이미지에 미치는 영향에 대한 탐구-문화계발이론의 적용(Every (Insta) Gram Counts? Applying Cultivation Theory to Explore the Effects of Instagram on Young Users' Body Image)', 〈대중매체 심리학(Psychology of Popular Media) 10, no. 1〉 (2021년 2월): 87 – 97. doi: 10.1037/ppm0000268.

Su, Conghui, Hui Zhou, Liangyu Gong, Binyu Teng, Fengji Geng, Yuzheng Hu, '틱톡의 개인화된 추천 영상 시청은 디폴트 모드 네트워크와 복측피개영역을 활성화한다(Viewing Personalized Video Clips Recommended by TikTok Activates Default Mode Network and Ventral Tegmental Area)', 〈뇌 영상 237〉 (2021년 8월 15일):118136. doi:10.1016/j.neuroimage.2021.118136.

Suleiman, Ahna Ballonoff, Adriana Galván, K. Paige Harden, Ronald E. Dahl, '성적 존재가 되는 것:청소년의 뇌 발달에서 '언급을 꺼리는 문제'(Becoming a Sexual Being:The 'Elephant in the Room' of Adolescent Brain Development)', 〈발달인지 신경과학(Developmental Cognitive Neuroscience) 25〉 (2017년 6월): 209 – 220. doi: 10.1016/j.dcn.2016.09.004.

Tottenham, Nim, Laurel J. Gabàrd-Durnam, '편도체의 발달:세상에 대해 배우는 학생이자 피질을 가르치는 교사(The Developing Amygdala:A Student of the World and a Teacher of the Cortex)', 〈현대 심리학 견해(Current Opinion in Psychology) 17〉 (2017년 10월):55 – 60. doi: 10.1016/j.copsyc.2017.06.012.

Wang, Bingqing, Laramie Taylor, Qiusi Sun, '함께 노는 가족은 함께 머무른다:비디오 게임을 통한 가족의 유대 관계 형성에 대한 탐구(Families That Play Together Stay Together: Investigating Family Bonding through Video Games)', 〈뉴 미디어&사회(New Media&Society) 20, no. 11〉 (2018년):4074 – 4094. doi: 10.1177/1461444818767667.

Wartberg, Lutz, Levente Kriston, Matthias Zieglmeier, Tania Lincoln, Rudolf Kammerl, '청소년기의 인터넷 게임 장애의 심리사회적 원인 및 결과에 대한 종단 연구(A Longitudinal Study on Psychosocial Causes and Consequences of Internet Gaming Disorder in Adolescence)', 〈정신의학(Psychological Medicine) 49, no. 2〉(2019년 1월): 287 – 294. doi:10.1017/S003329171800082X.

Weaver, Jo Lauren, Jacqueline M. Swank, '마음을 챙기는 관계:청소년 소셜미디어 사용자에 대한 마음 챙김에 기반을 둔 개입(Mindful Connections: A Mindfulness-based Intervention for Adolescent Social Media Users)', 〈아동·청소년 상담 저널(Journal of Child and Adolescent Counseling) 5, no. 2〉 (2019년): 103 – 112. doi: 10.1080/23727810.2019.1586419.

Wolfe, A, '10대가 시끄러운 음악을 좋아하는 것에는 과학적 근거가 있다(There Are Scientific Reasons Your Teen Loves Loud Music)'. 테이크파트(TakePart), 2015년 7월 12일. TakePart.com/article/2015/07/12/loud-music.

Yang, Chia-chen, Sean M. Holden, Mollie D. K. Carter, '대학 입학 후

전환기에 해당하는 진입기 성인의 소셜미디어 자기 표현과 정체성 발달:마음챙김의 중재자적 역할(Emerging Adults' Social Media Self-presentation and Identity Development at College Transition: Mindfulness as a Moderator)', 〈응용발달심리학 저널(Journal of Applied Developmental Psychology) 52〉 (2017년 9월): 212-221. doi: 10.1016/j.appdev.2017.08.006.

Ybarra, Michele L., Myeshia Price-Feeney, Kimberly J. Mitchell, '미국 청소년의 성 정체성, 성 행동 및 낭만적 끌림의 (불)일치에 관한 횡단적 단면 연구(A Cross-sectional Study Examining the (In)congruency of Sexual Identity, Sexual Behavior, and Romantic Attraction among Adolescents in the US)', 〈소아과학 저널(Journal of Pediatrics) 214〉 (2019년 11월): 201-208. doi: 10.1016/j.jpeds.2019.06.046.

Zatorre, Robert J., Valorie N. Salimpoor, '지각에서 쾌락까지:음악 및 음악의 신경기질(From Perception to Pleasure:Music and Its Neural Substrates)', 〈미국 국립과학원(NAS) 연례 보고서 110, suppl. 2〉 (2013년): 10430-10437. doi: 10.1073/pnas.1301228110.

4장

Adamaszek, Michael, F. D'Agata, Roberta Ferrucci, Christophe Habas, Stefanie Keulen, K. C. Kirkby, Jo Verhoeven 외, '합의 보고서:소뇌와 감정(Consensus Paper:Cerebellum and Emotion)', 〈소뇌(The Cerebellum) 16, no. 2〉 (2017), 552-576. doi: 10.1007/s12311-016-0815-8.

'뇌의 해부학(Anatomy of the Brain)', 미국 신경의학학회(AANS). 2021년 9월 28일 접속. AANS.org/en/Patients/Neurosurgical-Conditions-and-Treatments/Anatomy-of-the-Brain

Belcher, Britni R., Jennifer Zink, Anisa Azad, Claire E. Campbell, Sandhya P. Chakravartti, Megan M. Herting, '청소년기의 회복력 증진과 관련된 신체 활동, 운동 및 신체 건강의 역할:정신 건강 및 뇌 발달에 대한 영향(The Roles of Physical Activity, Exercise, and Fitness in Promoting Resilience during Adolescence: Effects on Mental Well-being and Brain Development)', 〈생물학적 정신의학:인지 신경과학 및 뇌 영상(Biological Psychiatry:Cognitive Neuroscience and Neuroimaging) 6, no. 2〉 (2021년 2월): 225–237. doi: 10.1016/j.bpsc.2020.08.005.

Bettis, Alexandra H., Rachel E. Siciliano, Baxter P. Rogers, Megan Ichinose, Bruce E. Compas, '가정의 맥락에서 주의 산만과 재평가의 신경 상관:청소년의 불안 및 우울 증상의 연관 관계(Neural Correlates of Distraction and Reappraisal in the Family Context:Associations with Symptoms of Anxiety and Depression in Youth)', 〈아동 신경심리학(Child Neuropsychology) 27, no. 5〉 (2021년 1월): 573–586. doi: 10.1080/09297049.2020.1870675.

Creeden, Kevin, '트라우마와 애착은 신경발달에 어떤 영향을 미치는가-성 행동 문제에 대한 이해 및 처리(How Trauma and Attachment Can Impact Neurodevelopment:Informing Our Understanding and Treatment of Sexual Behaviour Problems)', 〈성적 공격성 저널(Journal of Sexual Aggression) 15, no. 3〉 (2009년 11월): 261–273. doi: 10.1080/13552600903335844.

Delgado, Amanda, '급성 소뇌 실조증(Acute Cerebellar Ataxia(ACA))', 헬스라인(Healthline), 2019년 1월 9일 업데이트, healthline.com/health/acute-cerebellar-ataxia#diagnosis.

Fois, Alessandro F., Hugo M. Briceño, Victor S. C. Fung, '본태성 진전증 및 여타 진전장애의 비(非)운동성 증상(Nonmotor Symptoms in Essential Tremor and Other Tremor Disorders)', 〈국제 신경생물학 리뷰(International Review of

Neurobiology) 134〉 (2017): 1373 – 1396. doi: 10.1016/bs.irn.2017.05.010.

Freedman, Edward G., Sophie Molholm, Michael J. Gray, Daniel Belyusar, John J. Foxe, '발달성 난독증의 도약 안구운동 결함은 소뇌 의존적 학습의 지장을 시사한다(Saccade Adaptation Deficits in Developmental Dyslexia Suggest Disruption of Cerebellar-dependent Learning)', 〈신경발달장애 저널(Journal of Neurodevelopmental Disorders) 9, no. 1〉 (2017년): 36. doi: 10.1186/s11689-017-9218-5.

Gradisar, Michael, Greg Gardner, Hayley Dohnt, '최근 전 세계적으로 관찰되는 청소년기의 수면 패턴과 문제점:연령, 지역과 수면에 대한 고찰 및 메타분석(Recent Worldwide Sleep Patterns and Problems during Adolescence: A Review and Meta-analysis of Age, Region, and Sleep)', 〈수면 의학(Sleep Medicine) 12, no. 2〉 (2011년 2월): 110 – 118. doi: 10.1016/j.sleep.2010.11.008.

Hansen, Shana L., Dale Capener, Christopher Daly, '청소년기의 졸음 현상:원인과 결과(Adolescent Sleepiness:Causes and Consequences)', 〈소아과학 연보(Pediatric Annals) 46, no. 9〉 (2017년 9월 1일): e340 – e344. doi: 10.3928/19382359-20170816-01.

Herting, Megan M., Xiaofang Chu, '운동, 인지 및 청소년의 뇌(Exercise, Cognition, and the Adolescent Brain)', 〈선천성 이상 연구(Birth Defects Research) 109, no. 20〉 (2017년 12월 1일): 1672 – 1679. doi: 10.1002/bdr2.1178.

Kadzikowska-Wrzosek, Romana, '청소년의 수면 부족:취침 시간 지연 행동, 크로노타입 및 자율적 vs. 통제적 동기 조절의 역할(Insufficient Sleep among Adolescents:The Role of Bedtime Procrastination, Chronotype and Autonomous vs. Controlled Motivational Regulations)', 〈현대 심리학(Current Psychology) 39, no. 2〉

(2020년 6월): 1 – 10. doi: 10.1007/s12144-018-9825-7.

사라 케스티, '도로를 가로막는 장애물이 아니라 과속 방지턱이다(A Speed Bump, Not a Roadblock)', 에듀토피아(Edutopia), 2018년 10월 31일, edutopia.org/article/speed-bump-not-roadblock

Konczak, Jürgen, Dagmar Timmann, '소뇌 손상이 아동 및 청소년의 감각운동 및 인지 기능에 미치는 영향(The Effect of Damage to the Cerebellum on Sensorimotor and Cognitive Function in Children and Adolescents)', 〈신경과학·생물행동 리뷰 31, no. 8〉 (2007년): 1101 – 1113. doi: 10.1016/j.neubiorev.2007.04.014.

Lancer, Darlene, '형제간 괴롭힘과 학대:숨겨진 유행병(Sibling Bullying and Abuse:The Hidden Epidemic)', 〈사이콜로지 투데이(Psychology Today)〉, 2020년 2월 3일. PsychologyToday.com

학습장애자원재단행동(LDRFA&Patricia Walsh), '난독증 및 학습장애 아카이브(Dyslexia&Learning Disabilities Archives)', LDRFA, 2021년 9월 2일 접속, LDRFA.org

Malone, Susan Kohl, '일찍 자고 일찍 일어나기? 청소년기의 수면 위생 관행에 대한 탐구(Early to Bed, Early to Rise? An Exploration of Adolescent Sleep Hygiene Practices)', 〈학교 보건 저널(Journal of School Nursing) 27, no. 5〉 (2011년 5월): 348 – 354. doi: 10.1177/1059840511410434.

Potts, Matthew B., Hita Adwanikar, Linda J. Noble-Haeusslein, '외상성 소뇌 손상 모델(Models of Traumatic Cerebellar Injury)', 〈소뇌 8, no. 3〉 (2009년 9월): 211 – 221. doi: 10.1007/s12311-009-0114-8.

Russell, Kelly, Erin Selci, Brian Black, Karis Cochrane, Michael Ellis, '청소년기의 스포츠 관련 뇌진탕 또는 골절 부상이 학업에 미치는 영향:전향적 코호트 연구(Academic Outcomes Following Adolescent Sport-related Concussion or Fracture Injury:A Prospective Cohort Study)', 〈플로스 원 14, no. 4〉 (2019년 4월 25일): e0215900. doi: 10.1371/journal.pone.0215900.

Stillman, Chelsea M., Irene Esteban-Cornejo, Belinda Brown, Catherine M. Bender, Kirk I. Erickson, '운동이 뇌와 인지에 미치는 영향-연령 집단 및 건강 상태에 따른 연구(Effects of Exercise on Brain and Cognition across Age Groups and Health States)', 〈신경과학 동향(Trends in Neurosciences) 43, no. 7〉 (2020년 5월):533 -543. doi: 10.1016/j.tins.2020.04.010.

Teicher, Martin H., Susan L. Andersen, Ann Polcari, Carl M. Anderson, Carryl P. Navalta, Dennis M. Kim, '초기 스트레스 및 아동 학대의 신경생물학적 영향(The Neurobiological Consequences of Early Stress and Childhood Maltreatment)', 〈신경과학·생물행동 리뷰 27, no. 1 - 2〉 (2003년 1~3월): 33 - 44. doi: 10.1016/s0149-7634(03)00007-1.

Tiemeier, Henning, Rhoshel K. Lenroot, Deanna K. Greenstein, Lan Tran, Ronald Pierson, Jay N. Giedd, '아동기 및 청소년기의 소뇌 발달:형태계측학적 MRI 종단 연구(Cerebellum Development during Childhood and Adolescence:A Longitudinal Morphometric MRI Study)', 〈뇌 영상 49, no. 1〉 (2010년 1월 1일): 63 - 70. doi: 10.1016/j.neuroimage.2009.08.016.

'뇌간 손상에 대한 이해:증상, 치료 및 회복', 플린트 재활(Flint Rehab), 2020년 12월 18일 업데이트, FlintRehab.com/brain-stem-damage

Veliz, Philip, Jennie Ryan, James T. Eckner, '스포츠 활동에 참여하는 아동의

두부, 경부 및 외상성 뇌 손상(TBI):청소년의 뇌 인지 발달 연구 결과(Head, Neck, and Traumatic Brain Injury among Children Involved in Sports:Results from the Adolescent Brain Cognitive Development Study)', 〈청소년 건강 저널 68, no. 2〉 (2021년 2월):414 – 418. doi:10.1016/j.jadohealth.2020.06.004.

Von Rosen, Philip, Anders Kottorp, Cecilia Fridén, Anna Frohm, Annette Heijne, '젊음, 재능, 부상:청소년 엘리트 운동선수의 부상에 대한 인식과 경험 및 부상에 따른 결과(Injury Perceptions, Experiences and Consequences in Adolescent Elite Athletes)', 〈유럽 스포츠과학 저널(European Journal of Sport Science) 18, no. 5〉 (2018년 6월): 731 – 740. doi: 10.1080/17461391.2018.1440009.

Watson, Andrew, Jeffrey M. Mjaanes, '축구로 인한 아동 및 청소년의 부상(Soccer Injuries in Children and Adolescents)', 〈미국 소아과학회지 144, no. 5〉 (2019년 11월). doi: 10.1542/peds.2019-2759.

사춘기 아이를 이해하는 뇌과학의 모든 것

10대의 뇌를 알면 아이와의 관계가 달라진다

초판 1쇄 발행 2023년 4월 10일

지은이 킴벌리 힌먼
옮긴이 최경은

펴낸이 김진규
경영지원 정동윤
책임편집 김민영

펴낸곳 (주)시프 | 출판등록 2021년 2월 15일(제2021-000035호)
주소 경기도 고양시 덕양구 권율대로668 티오피클래식 209-2호
전화 070-7576-1412
팩스 0303-3448-3388
이메일 seepbooks@naver.com

ISBN 979-11-92421-22-3 03510